Manual para a Prevenção das Infecções Relacionadas à Assistência

Valéria Cassettari
Isa Rodrigues da Silveira
Luciana Inaba Senyer Iida

Manual para a Prevenção das Infecções Relacionadas à Assistência

2025

Manual para a Prevenção das Infecções Relacionadas à Assistência
Editores: Valéria Cassettari, Isa Rodrigues da Silveira e Luciana Inaba Senyer Iida

Capa, projeto gráfico, diagramação e produção editorial: Futura *(rogerio@futuraeditoracao.com)*	© 2025 Editora dos Editores
Revisão: Rosário Marinho.	Todos os direitos reservados. Nenhuma parte deste livro poderá ser reproduzida, sejam quais forem os meios empregados, sem a permissão, por escrito, das editoras. Aos infratores aplicam-se sanções previstas nos artigos 102, 104, 106 e 107 da Lei nº 9.610, de 19 de fevereiro de 1998.
	ISBN: 978-65-6103-057-1
	Editora dos Editores
	São Paulo: Rua Marquês de Itu, 408 – sala 104 – Centro. (11) 2538-3117
	Rio de Janeiro: Rua Visconde de Pirajá, 547 – sala 1.121 – Ipanema www.editoradoseditores.com.br

Impresso no Brasil
Printed in Brazil
1ª impressão – 2025

Este livro foi criteriosamente selecionado e aprovado por um Editor científico da área em que se inclui. A Editora dos Editores assume o compromisso de delegar a decisão da publicação de seus livros a professores e formadores de opinião com notório saber em suas respectivas áreas de atuação profissional e acadêmica, sem a interferência de seus controladores e gestores, cujo objetivo é lhe entregar o melhor conteúdo para sua formação e atualização profissional. Desejamos-lhe uma boa leitura!

Dados Internacionais de Catalogação na Publicação (CIP)
(Câmara Brasileira do Livro, SP, Brasil)

Manual para a prevenção das infecções relacionadas à assistência/organização Valéria Cassettari, Isa Rodrigues da Silveira, Luciana Inaba Senyer Iida. – 1. ed. – São Paulo: Editora dos Editores, 2025.

Vários autores.
Bibliografia.
ISBN 978-65-6103-057-1

1. Antimicrobianos 2. Infecções hospitalares – Controle 3. Infecções hospitalares – Prevenção 4. Pacientes - Atendimento 5. Pacientes – Cuidados 6. Pacientes – Medidas de segurança 7. Profissionais de saúde I. Cassettari, Valéria. II. Silveira, Isa Rodrigues da. III. Iida, Luciana Inaba Senyer.

24-236061   CDD-614.44

Índices para catálogo sistemático:

1. Antimicrobianos: Uso em hospitais: Infecções hospitalares: Medicina preventiva pública 614.44
Aline Graziele Benitez - Bibliotecária - CRB-1/3129

*Dedicamos à memória da querida
Ana Cristina Balsamo Laghi, enfermeira
que fundou a Comissão de Controle de
Infecção Hospitalar do HU-USP, e elaborou
recomendações que estão na origem de diversos
capítulos deste Manual.*

Hospital Universitário da Universidade de São Paulo

Prof. Dr. Carlos Gilberto Carlotti Junior
Reitor

Prof. Dr. José Pinhata Otoch
Superintendente

Profa. Dra. Eloisa Silva Dutra de Oliveira Bonfá
Presidente do Conselho Deliberativo

Autoras

Valéria Cassettari (organizadora)
Médica Infectologista, Coordenadora do Controle de
Infecções Hospitalares do Hospital Universitário da USP

Isa Rodrigues da Silveira
Enfermeira do Controle de Infecções Hospitalares do
Hospital Universitário da USP

Luciana Inaba Senyer Iida
Enfermeira do Controle de Infecções Hospitalares do
Hospital Universitário da USP

Colaboradores

Cláudia Moraes
Enfermeira Chefe do setor de Endoscopia do Hospital
Universitário da USP

Cristiane de Lion Botero Couto Lopes
Enfermeira Chefe da Central de Material e Esterilização do
Hospital Universitário da USP

Gerson Sobrinho Salvador de Oliveira
Médico Infectologista do Controle de Infecções Hospitalares do Hospital Universitário da USP

Karin Emilia Rogenski
Enfermeira Chefe da enfermaria de Pediatria do Hospital Universitário da USP

Martha Rumiko Kayo Hashimoto
Enfermeira do Serviço de Ensino e Qualidade do Hospital Universitário da USP

PREFÁCIO

A infecção hospitalar é um desafio significativo enfrentado por instituições de saúde em todo o mundo. Este fenômeno não apenas compromete a recuperação dos pacientes, mas também afeta a eficiência dos serviços prestados e a segurança dos profissionais de saúde. Em um ambiente onde a vulnerabilidade é exacerbada por condições médicas variadas, a prevenção de infecções relacionadas à assistência torna-se um imperativo ético e profissional.

O presente Manual se propõe a ser uma ferramenta abrangente e prática para a prevenção de infecções hospitalares, reunindo diretrizes e protocolos essenciais para garantir a máxima segurança no atendimento. Através de uma estrutura clara, abordamos os diversos aspectos dessa problemática, desde as precauções padrão até as rotinas de higiene ambiental, oferecendo um guia que pode ser facilmente aplicado no cotidiano das instituições de saúde.

Na introdução, destacamos a importância da conscientização e da educação contínua como pilares fundamentais na luta contra as infecções relacionadas à assistência. As seções subsequentes fornecem diretrizes detalhadas sobre precauções e isolamento, enfatizando a importância da higienização das mãos e as normas para o manejo de vírus respiratórios, tuberculose, varicela e bactérias multirresistentes.

O Manual também aborda a prevenção de infecções associadas a procedimentos, destacando a importância da antissepsia e cuidado com cateteres, além de oferecer orientações sobre o diagnóstico de infecções hospitalares e o uso adequado de antimicrobianos. As rotinas de troca e processamento de produtos, bem como a higiene ambiental, são discutidas de forma a garantir a segurança dos pacientes e a integridade do ambiente hospitalar.

Acreditamos que a implementação dessas diretrizes não apenas reduzirá a incidência de infecções, mas também promoverá uma cultura de segurança e responsabilidade entre todos os profissionais de saúde. Este Manual é um convite à reflexão e à ação, visando sempre à melhoria contínua da qualidade assistencial e à proteção da saúde de todos que frequentam os ambientes hospitalares.

Convidamos todos os leitores a se engajar nesta importante batalha contra as infecções hospitalares, reconhecendo que cada passo dado em direção à prevenção é um investimento na saúde e na vida. Que este Manual sirva como um farol de conhecimento e prática para todos os que buscam excelência na assistência à saúde.

José Pinhata Otoch

Superintendente do Hospital Universitário da USP
Professor Titular da Disciplina de Técnica Cirúrgica
da Faculdade de Medicina da USP

INTRODUÇÃO

O objetivo principal deste Manual é orientar os profissionais que prestam assistência ao paciente, de forma clara e objetiva, sobre as medidas básicas de prevenção das infecções hospitalares e da resistência bacteriana.

Os temas foram selecionados a partir das dúvidas apresentadas pela equipe assistencial do Hospital Universitário da USP ao Serviço de Controle de Infecção Hospitalar.

São medidas simples e essenciais para a segurança dos pacientes e dos profissionais de saúde. Diminuem a circulação de bactérias multirresistentes e os riscos de infecções hospitalares, gerando melhores resultados das internações.

Os dados institucionais aqui apresentados, como por exemplo os de sensibilidade bacteriana, referem-se à realidade específica do Hospital Universitário da USP, servindo de sugestão para implementação em outros serviços, onde necessitarão de adaptações à situação local.

Sugestões ou comentários: enviar e-mail para ccih@hu.usp.br

SUMÁRIO

PRECAUÇÕES E ISOLAMENTOS

1 Precauções padrão ... 17
2 Higienização simples das mãos ... 20
3 Precauções respiratórias ... 24
4 Precauções de contato ... 26
5 Indicações de precauções ... 28
6 Isolamento por bactérias multirresistentes ... 38
7 Culturas de vigilância ... 41
8 Vírus respiratórios em crianças: normas para a prevenção da transmissão hospitalar ... 45
9 Tuberculose pulmonar ou laríngea ... 48
10 Varicela ... 51

CUIDADOS COM O PROFISSIONAL DE SAÚDE

11 Vacinação de profissionais de saúde ... 59
12 Acidentes ocupacionais com material biológico ... 62

PREVENÇÃO DE INFECÇÕES RELACIONADAS A PROCEDIMENTOS

13 Antissepsia das mãos para procedimento cirúrgico ... 69
14 Preparo da pele do paciente para procedimento cirúrgico ... 74
15 Antibioticoprofilaxia para procedimentos cirúrgicos e endoscópicos ... 76

14 Manual para a Prevenção das Infecções Relacionadas à Assistência

16 Cateter venoso central: inserção e cuidados 92
17 Cateter vesical de demora: indicações, inserção e cuidados 102

DIAGNÓSTICO DE INFECÇÕES HOSPITALARES E USO DE ANTIMICROBIANOS

18 Coleta de hemocultura 115
19 Diagnóstico e tratamento de infecção associada a cateter central de curta permanência 119
20 Indicações de tratamento de bacteriúria assintomática 121
21 Antibióticos para prevenção e tratamento de infecção do sítio cirúrgico ortopédico 124
22 Dados locais de sensibilidade bacteriana 130

ROTINAS DE TROCA E PROCESSAMENTO DE PRODUTOS

23 Rotina de troca de cateteres vasculares 137
24 Rotina de troca de equipos e acessórios de terapia intravenosa, nutrição parenteral e nutrição enteral 139
25 Rotina de troca dos dispositivos para suporte respiratório 141
26 Processamento de produtos médico-hospitalares 144
27 Processamento de endoscópios flexíveis 162
28 Limpeza e desinfecção de brinquedos no ambiente hospitalar 167

HIGIENE AMBIENTAL HOSPITALAR

29 Higiene hospitalar: limpeza e desinfecção do ambiente 175

Referências 185

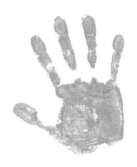

PRECAUÇÕES E ISOLAMENTOS

1

PRECAUÇÕES PADRÃO

Isa Rodrigues da Silveira
Luciana Inaba Senyer Iida

As precauções padrão são um conjunto de medidas que devem ser aplicadas em todas as situações de atendimento, para prevenir a transmissão de microrganismos para pacientes e para profissionais de saúde, inclusive em situações nas quais o agente transmissível não está causando sintomas e, portanto, ainda não foi diagnosticado.

1. HIGIENIZAÇÃO DAS MÃOS (OS 5 MOMENTOS, SEGUNDO A ANVISA)

- Antes de tocar o paciente.
- Imediatamente antes da realização de procedimento asséptico.
- Após procedimento com risco de contato com fluidos corporais (e após a retirada de luvas).
- Após tocar o paciente e ao sair do local de assistência.
- Após tocar qualquer objeto, mobília e outras superfícies próximas ao paciente, mesmo sem ter tido contato com ele.

Para higienização adequada das mãos, as unhas devem ser curtas e sem o uso de adornos.

Manual para a Prevenção das Infecções Relacionadas à Assistência

A higienização simples deve ser feita com água e antisséptico degermante, ou com preparação alcoólica, seguindo a técnica descrita no Capítulo Higienização simples das mãos.

2. USO DE EQUIPAMENTOS DE PROTEÇÃO INDIVIDUAL (EPI)

2.1 Luvas

As luvas são obrigatórias sempre que houver **risco** de contato com qualquer fluido corpóreo. Higienizar as mãos antes de vestir as luvas. Trocar as luvas mesmo entre procedimentos no mesmo paciente, caso ocorra contato com secreções contaminantes. Vestir luvas limpas antes de manipular mucosas ou pele não íntegra do paciente. Não tocar superfícies com as luvas (p.ex.: telefone, teclado, maçaneta). Retirar as luvas imediatamente após o uso, e higienizar as mãos em seguida.

2.2 Avental

Usar avental de manga longa sempre que houver **risco** de respingo ou contato da pele ou roupas do profissional com fluidos, secreções e excreções do paciente (p.ex.: dar banho, aspirar secreção, realizar procedimentos invasivos). Vestir avental limpo antes do procedimento. Dispensar no hamper imediatamente após o uso, e higienizar as mãos. Não usar o mesmo avental para cuidar de pacientes diferentes.

2.3 Máscara cirúrgica, óculos, protetor facial

Usar sempre que houver **risco** de exposição da face do profissional a respingos de sangue, saliva, ou outros fluidos e secreções de pacientes.

O profissional que apresentar infecção das vias aéreas (p.ex.: resfriado) deve utilizar máscara cirúrgica durante todo o período de trabalho, até a completa remissão dos sintomas.

3. PREVENÇÃO DE ACIDENTES COM PERFUROCORTANTES

Não reencapar a agulha. Não desconectar a agulha da seringa antes do descarte. Disponibilizar caixas rígidas de descarte de perfurocortantes em locais de fácil acesso.

4. DESCONTAMINAÇÃO DO AMBIENTE

Realizar limpeza e desinfecção das superfícies dos mobiliários e equipamentos de cabeceira dos pacientes e das bancadas de trabalho a cada plantão (limpeza concorrente) e das superfícies altamente tocadas (p. ex.: maçanetas, companhia, interruptores, grades de cama e banheiros). Já a limpeza e desinfecção terminais devem ocorrer periodicamente de acordo com o risco das áreas: críticas, semicríticas e não críticas e na alta do paciente.

Em caso de presença de matéria orgânica nas superfícies, iniciar a limpeza com a remoção, usando técnica adequada e depois desinfetar essas superfícies.

5. ARTIGOS E EQUIPAMENTOS

Todos os artigos e equipamentos reprocessáveis devem ser submetidos a limpeza e desinfecção, ou esterilização, antes de serem usados para outro paciente.

2

HIGIENIZAÇÃO SIMPLES DAS MÃOS

Isa Rodrigues da Silveira
Luciana Inaba Senyer Iida
Valéria Cassettari

Higienizar as mãos é a medida mais simples e mais importante para prevenção de infecções hospitalares e de disseminação de multirresistência bacteriana. Deve ser um hábito incorporado e realizado automaticamente pelo profissional de saúde. Utilizar o produto apropriado em momentos essenciais, como, os cinco momentos. Por determinação da ANVISA, é obrigatório manter produto alcoólico nos pontos de assistência ao paciente.

1. OBJETIVOS

- Remover sujeira, suor, oleosidade.
- Remover a flora microbiana transitória superficial da pele, para evitar transmissão de microrganismos de pacientes para profissionais, e evitar transmissão entre os pacientes através das mãos dos profissionais (transmissão cruzada).

2. INDICAÇÕES ESSENCIAIS (CINCO MOMENTOS PARA HIGIENE DAS MÃOS)

- Antes de qualquer contato com o paciente.
- Imediatamente antes de realizar procedimento limpo/asséptico.
- Após risco de exposição a fluídos corporais (e após a retirada de luvas).
- Após qualquer contato com o paciente e ao sair do local de assistência.
- Após contato com as outras superfícies e objetos próximos ao paciente, mesmo sem ter tido contato direto com o paciente.

3. PRODUTOS INDICADOS PARA HIGIENE DAS MÃOS

- Água e sabão líquido com antisséptico
- Produto alcoólico 70% (gel, espuma ou solução)

4. QUANDO UTILIZAR OBRIGATORIAMENTE ÁGUA E SABÃO LÍQUIDO COM ANTISSÉPTICO

- Quando as mãos estiverem visivelmente sujas.
- Antes e após alimentar-se ou ir ao banheiro.
- Antes de preparar alimentos.
- Após contato com paciente com diarreia por *Clostridium difficile*.
- Em todas as outras situações em que não houver possibilidade de utilizar o produto alcoólico.

4.1 Observação

O sabão líquido e o produto alcoólico **não** devem ser utilizados concomitantemente como rotina, pelo risco de ressecamento e lesões na pele.

5. TÉCNICA PARA USO DE ÁGUA E SABÃO LÍQUIDO COM ANTISSÉPTICO

Ensaboar a friccionar as mãos por 40 a 60 segundos em todas as suas faces, espaços interdigitais, articulações, unhas e pontas dos dedos. É importante estabelecer uma sequência fixa, para que a lavagem completa das mãos ocorra automaticamente

TÉCNICA PARA USO DE ÁGUA E SABÃO LÍQUIDO COM ANTISSÉPTICO

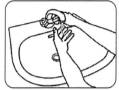 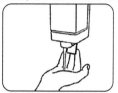

Abrir a torneira e molhar as mãos.   Acionar um jato (2 mL) do sabão.

Ensaboar a friccionar as mãos por 40 a 60 segundos em todas as suas faces, espaços interdigitais, articulações, unhas e pontas dos dedos. É importante estabelecer uma sequência fixa, para que a lavagem completa das mãos ocorra automaticamente

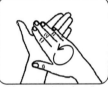 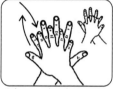 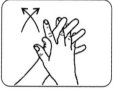

Esfregar as palmas das mãos uma na outra em movimentos circulares.

Colocar a palma de uma mão sobre o dorso da outra e esfregar a parte interna dos dedos em movimentos verticais. Inverter as mãos e repetir

Juntar as palmas, entrelaçar os dedos e fazer movimentos para frente e para trás.

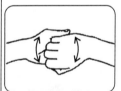 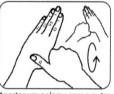 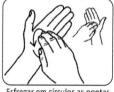

Encaixar uma mão fechada na outra para higienizar as pontas dos dedos em movimentos horizontais.

Apertar um polegar com a outra mão e fazer movimentos rotatórios para frente e para trás. Repetir do outro lado.

Esfregar em círculos as pontas dos dedos de uma mão na palma da outra. Repetir do outro lado.

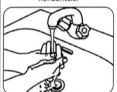 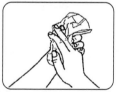 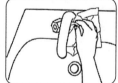

Enxaguar as mãos.

Enxugar as mãos com papel toalha.

Fechar a torneira com o papel toalha, evitando contaminar as mãos novamente.

6. INDICAÇÕES DE USO DO PRODUTO ALCOÓLICO

- Antes e após qualquer contato com o paciente.
- Ao mudar de um sítio corporal contaminado para outro mais limpo, durante o cuidado ao mesmo paciente (obs.: recomenda-se evitar esta situação, procurando manipular primeiro o local mais limpo e por último o mais contaminado).
- Antes de calçar luvas e após retirá-las.
- Antes e após manipular dispositivos invasivos (p.ex.: cateteres vasculares ou urinários, tubo traqueal).
- Após contato com materiais ou equipamentos contaminados.
- Antes do preparo de medicamento.
- Após contato com objetos ou superfícies próximos ao paciente (p. ex.: lençóis, cama, bomba de infusão, ventilador mecânico).

Nas situações descritas acima, está autorizado também o uso de água e sabão líquido antisséptico.

7. TÉCNICA PARA USO DO PRODUTO ALCOÓLICO

Aplicar o produto alcoólico nas mãos realizando, durante 20 a 30 segundos, os mesmos movimentos indicados para higiene com água e sabão. Esperar secar.

8. DEGERMANTE CONTENDO ANTISSÉPTICO

Higienização das mãos com degermante contendo antisséptico é obrigatória em situações que exigem redução máxima da população bacteriana, como:

- Nas unidades de pacientes críticos, como UTIs e neonatologia.
- Após cuidar de paciente portador de bactéria multirresistente.
- Realização de procedimentos invasivos, como passagem de sondas e cateteres.
- Situações de surto.

No HU-USP é utilizado o degermante com clorexidina 2% em todos os dispensadores das pias das unidades de atendimento a pacientes.

3

PRECAUÇÕES RESPIRATÓRIAS

Luciana Inaba Senyer Iida
Isa Rodrigues da Silveira
Valéria Cassettari

As infecções de transmissão respiratória exigem precauções para gotículas ou para aerossóis, a depender do agente envolvido.

	PRECAUÇÕES PARA GOTÍCULAS	PRECAUÇÕES PARA AEROSSÓIS
Justificativa	Gotículas consideradas grandes (>5 micras) são eliminadas durante a fala, respiração, tosse e aspiração de secreções. Atingem até um metro de distância do paciente, e em seguida se depositam no chão, cessando a transmissão. A transmissão não ocorre em distâncias maiores, nem por períodos prolongados.	A transmissão por aerossóis é diferente da transmissão por gotículas. Algumas partículas eliminadas durante a respiração, fala ou tosse podem se ressecar e ficam suspensas no ar por horas, atingindo inclusive quartos adjacentes. Poucos microrganismos são capazes de permanecer viáveis nessas partículas.

	PRECAUÇÕES PARA GOTÍCULAS	PRECAUÇÕES PARA AEROSSÓIS
Exemplos	Doença meningocócica, rubéola, influenza, adenovírus. rinovírus	Tuberculose, sarampo, varicela
Quarto privativo	Obrigatório, com porta fechada. Pode ser compartilhado entre portadores do mesmo microrganismo (coorte).	Obrigatório, com porta fechada. A ventilação externa deve proporcionar seis trocas de ar por hora, e a janela não deve comunicar o quarto com área de circulação de pessoas. Em vez da ventilação externa, pode ser utilizada ventilação com pressão negativa e filtro de alta eficácia (não é utilizada no HU-USP).
Máscara	Usar máscara **cirúrgica** para entrar no quarto. Colocar a máscara antes de entrar no quarto, e dispensar no lixo após a saída.	Usar máscara **tipo respirador** (PFF2 ou equivalente) para entrar no quarto. Colocar a máscara antes de entrar, e retirá-la somente após a saída. Essa máscara pode ser reutilizada pelo mesmo profissional enquanto não estiver danificada ou suja, até o prazo máximo recomendado pelo fabricante.
Transporte do paciente	Evitar transportar o paciente. Realizar procedimentos no quarto, sempre que possível. Se o paciente precisar sair do quarto, deve usar máscara cirúrgica. Comunicar o diagnóstico do paciente à área para onde será transportado.	Evitar transportar o paciente. Realizar procedimentos no quarto sempre que possível. Se o paciente precisar sair do quarto, deve usar máscara cirúrgica. Comunicar o diagnóstico do paciente à área para onde será transportado.

4

PRECAUÇÕES DE CONTATO

Isa Rodrigues da Silveira
Luciana Inaba Senyer Iida
Valéria Cassettari

Aplicadas na suspeita ou confirmação de doença ou colonização por microrganismos transmitidos pelo contato.

1. QUARTO PRIVATIVO

- Recomendado.
- Pode ser individual, ou compartilhado entre pacientes portadores do mesmo microrganismo (coorte).

2. LUVAS

- Uso obrigatório para qualquer contato com o paciente ou seu leito, mobiliário e equipamentos do entorno.
- Trocar as luvas entre dois procedimentos diferentes no mesmo paciente.
- Descartar as luvas no próprio quarto e higienizar as mãos imediatamente com produto alcoólico ou água e degermante contendo antisséptico.

3. AVENTAL

- Usar sempre que houver possibilidade de contato das roupas do profissional com o paciente, seu leito ou material e equipamento contaminado.
- Se o paciente apresentar diarreia ou ferida com secreção não contida por curativo, o avental passa a ser obrigatório ao entrar no quarto.
- Dispensar o avental no hamper imediatamente após o uso (não pendurar).
- Trocar o avental entre pacientes.

4. TRANSPORTE DO PACIENTE

- Deve ser evitado, preferindo procedimentos no leito sempre que possível.
- Quando for necessário o transporte, o profissional deverá seguir as precauções de contato durante todo o trajeto.
- Comunicar o diagnóstico e o tipo de precaução do paciente à área para onde será transportado.

5. ARTIGOS E EQUIPAMENTOS

- São todos de uso exclusivo para o paciente, incluindo termômetro, estetoscópio e esfigmomanômetro.
- Devem ser limpos e desinfetados com álcool 70% ou produto à base de qua ternário de amônia e biguanida, após o uso e a alta.

5

INDICAÇÕES DE PRECAUÇÕES

Isa Rodrigues da Silveira
Luciana Inaba Senyer Iida
Valéria Cassettari

As precauções respiratórias e de contato são de extrema importância para a prevenção da disseminação de patógenos transmitidos por essas vias. Por se tratar de hospital com a maioria dos leitos em quartos coletivos, no HU-USP estabeleceu-se a ordem de prioridades para uso de quarto individual:

1. Portador de doenças de transmissão respiratória (p. ex.: tuberculose, varicela, Influenza).
2. Portador de patógenos de transmissão por contato (p.ex.: VRS em pediatria, bactérias multirresistentes, *Clostridium difficile*).
3. Cuidados paliativos exclusivos de paciente em instantes finais de vida.
4. Condições comportamentais ou sociais específicas do paciente que sejam incompatíveis com a permanência em quarto coletivo.
5. Paciente aguardando resultado de culturas de vigilância para bactérias multirresistentes. Uma vez obtido resultado positivo, o isolamento do paciente passa à segunda prioridade.

Na ausência de pacientes nessas cinco condições, o uso do quarto individual é livre. Entretanto, o leito deve ser imediatamente remanejado se surgirem pacientes com prioridade para o quarto individual.

1. SITUAÇÕES CLÍNICAS QUE REQUEREM PRECAUÇÕES ESPECIAIS EMPÍRICAS

TIPO DE PRECAUÇÃO	CONDIÇÃO CLÍNICA	POSSIBILIDADE DIAGNÓSTICA QUE JUSTIFICA A PRECAUÇÃO EMPÍRICA
Aerossóis	• Exantema vesicular*	Varicela, herpes zoster disseminado
	• Exantema maculopapular com febre e coriza	Rubéola, sarampo
	• Tosse, febre, infiltrado pulmonar em paciente HIV+	Tuberculose
Gotículas	• Meningite	Doença meningocócica
	• Petéquias e febre	D oença meningocócica
	• Tosse persistente paroxística ou severa durante períodos de ocorrência de coqueluche.	Coqueluche
Contato	• Diarreia aguda infecciosa em paciente incontinente ou em uso de fralda	Bactérias ou vírus entéricos
	• Exantema vesicular*	Varicela, herpes zoster disseminado
	• Bronquiolite em lactentes e crianças jovens	VRS, Parainfluenza e outros vírus
	• História de colonização ou infecção por bactéria multi-R	Bactéria multi-R
	• Internação recente em outro hospital ou instituição de longa permanência	Bactéria multi-R

*Condição que exige duas categorias de isolamento.

30 Manual para a Prevenção das Infecções Relacionadas à Assistência

2. RELAÇÃO DAS DOENÇAS E AGENTES INFECCIOSOS ESPECÍFICOS, E PRECAUÇÕES INDICADAS

DOENÇA OU AGENTE INFECCIOSO	TIPO DE PRECAUÇÃO	PERÍODO
Actinomicose	Padrão	
Adenovírus		Durante a doença
Conjuntivite	Contato	
Infecção pulmonar em pediatria	Gotículas + Contato	
Aspergilose	Padrão	
Bactérias multirresistentes (ver Capítulo Bactérias multirresistentes)	Contato	Até a alta hospitalar
Blastomicose sul-americana (*P. brasiliensis*): pulmonar ou cutânea	Padrão	
Bronquiolite (lactente e pré-escolar)		Durante a doença
• Sem agente definido	Contato	
• VRS/Parainfluenza/ Metapneumovírus/Bocavírus	Contato	
• Influenza A/B	Gotículas	
• Adenovírus/R inovírus	Contato + Gotículas	
Candidíase (todas as formas)	Padrão	
Caxumba	Gotículas	9 dias após a tumefação
Citomegalovírus	Padrão	Evitar que gestantes prestem assistência direta ao portador de CMV
Clostridium perfringens Gangrena gasosa ou intoxicação alimentar	Padrão	
Chlamydia trachomatis Conjuntivite, respiratória e genital (Cancro mole)	Padrão	

INDICAÇÕES DE PRECAUÇÕES **31**

DOENÇA OU AGENTE INFECCIOSO	TIPO DE PRECAUÇÃO	PERÍODO
Cólera	Contato	Durante a doença
Colite pseudomembranosa (*Clostridium difficile*)	Contato	Durante a doença (48h após o término da diarreia).
Conjuntivite		
• Bacteriana (gonocócica, *C. trachomatis*, outras)	Padrão	
• Viral aguda (hemorrágica)	Contato	Durante a doença
Coqueluche	Gotículas	5 dias de terapia eficaz
Coronavírus sazonal	Gotículas + Contato	Durante a doença
Coronavírus – SARS-CoV-2 (COVID-19)	Gotículas + Contato (Aerossóis se procedimentos que gerem aerossóis)	Grave: 20 dias, e 1 dia afebril Leve: 10 dias, e 1 dia afebril
Creutzfeldt-Jacob (Doença da vaca louca)	Padrão	
Criptococose	Padrão	
Dengue	Padrão	
Difteria		Terapia eficaz e duas culturas negativas com intervalo de 24h
Cutânea	Contato	
Faríngea	Gotículas	
Enterocolite necrotizante	Padrão	
ENTEROVIROSE (Coxsackie ou Echovirus)		
• Adulto	Padrão	
• Lactente e pré-escolar	Contato	Durante a doença
Epiglotite (*Haemophilus influenzae*)	Gotículas	24h de terapia eficaz
Eritema infeccioso (ver Parvovírus B19)		

32 Manual para a Prevenção das Infecções Relacionadas à Assistência

DOENÇA OU AGENTE INFECCIOSO	TIPO DE PRECAUÇÃO	PERÍODO
Escabiose	Contato	24h de terapia eficaz
Esquistossomose	Padrão	
Exantema súbito (Roséola)	Padrão	
Febre amarela	Padrão	
Febre tifoide		
• Paciente continente	Padrão	
• Paciente incontinente ou uso de fralda	Contato	Durante a doença
Gastroenterite		
• *Campylobacter,* cólera,*Criptosporidium*	Contato	Durante a doença
• *Escherichia coli, Salmonella, Shigella,* rotavírus		
- Paciente continente	Padrão	
- Incontinente ou em uso de fraldas	Contato	Durante a doença
Gangrena gasosa	Padrão	
Gonorreia	Padrão	
Guillain-Barré, Síndrome de	Padrão	
Hanseníase	Padrão	
Hantavirose	Padrão	
Hepatite viral		
• Vírus B, vírus C e outros	Padrão	
• Vírus A	Padrão	
- Se uso de fraldas ou incontinente	Contato [1]	Durante a doença
Herpes simples		
• Encefalite	Padrão	
• Mucocutâneo recorrente	Padrão	

DOENÇA OU AGENTE INFECCIOSO	TIPO DE PRECAUÇÃO	PERÍODO
• Mucocutâneo disseminado ou primário grave	Contato	Até as lesões virarem crostas
• Neonatal	Contato [2]	Até as lesões virarem crostas
Herpes zoster		
• Localizado em imunocompetente	Padrão [3]	
• Localizado em imunossuprimido, ou disseminado	Contato + Aerossóis	Até as lesões virarem crostas
Hidatidose	Padrão	
Histoplasmose	Padrão	
HIV	Padrão	
Impetigo	Contato	
Influenza A/B	Gotículas	Durante a doença
Intoxicação alimentar C. botulium, C. perfringens, C. welchii, S. aureus	Padrão	
Kawasaki, Síndrome de	Padrão	
Legionelose	Padrão	
Leptospirose	Padrão	
Listeriose	Padrão	
Lyme, Doença de	Padrão	
Linfogranuloma venéreo	Padrão	
Malária	Padrão	
Meningite		
• N. meningitidis ou H.influenzae (suspeita ou confirmação)	Gotícula [3]	24h de terapia eficaz
• M. tuberculosis	Padrão [4]	

34 Manual para a Prevenção das Infecções Relacionadas à Assistência

DOENÇA OU AGENTE INFECCIOSO	TIPO DE PRECAUÇÃO	PERÍODO
• Fungos, vírus, *S. pneumoniae*, Enterobactérias, *Listeria*, outras bactérias	Padrão	
Meningococcemia	Gotículas [3]	24h de terapia eficaz
Micobacteriose atípica (não TB)	Padrão	
Molusco contagioso	Padrão	
Monkeypox	Gotícula + contato (Aerossóis se procedimento gerador de aerossóis)	Até o desaparecimento das crostas.
Mononucleose infecciosa	Padrão	
Mucormicose	Padrão	
Nocardiose	Padrão	
Parasitose intestinal (amebíase, ascaridíase, estrongiloidíase, giardíase, oxiuríase, teníase, tricuríase)	Padrão	
Parvovírus B19		
• Doença crônica em imunossuprimido	Gotículas	Durante a internação
• Crise aplástica transitória ou de células vermelhas	Gotículas	Durante 7 dias
Pediculose	Contato	24h de terapia eficaz
Peste		
• Bubônica	Padrão	
• Pneumônica	Contato	3 dias de terapia eficaz
Pneumonia		
• Adenovírus	Contato + gotículas	Durante a doença

DOENÇA OU AGENTE INFECCIOSO	TIPO DE PRECAUÇÃO	PERÍODO
• Influenza A/B	Gotículas	Durante a doença
• *Chlamydia, Legionela spp, S.aureus*	Padrão	
• *Haemophilus influenzae*		
• Adultos	Padrão	
• Pacientes pediátricos	Gotículas	24h de terapia eficaz
• *Mycoplasma*	Gotículas	Durante a doença
• *Pneumocystis carinii*	Padrão [5]	
• *Streptococcus pneumoniae*	Padrão	
Raiva	Padrão	
Riquetsiose	Padrão	
Rinovírus	Gotículas	Durante a doença
Rotavírus e outros vírus causadores de gastroenterite		
• Paciente continente	Padrão	
• Paciente incontinente ou em uso de fralda	Contato	Durante a doença
Rubéola		
• Congênita	Contato [6]	Até 1 ano de idade
• Adquirida	Gotículas	7 dias após início do exantema
Salmonelos E (inclusive Febre tifoide)		
• Paciente continente	Padrão	
• Paciente incontinente ou uso de fralda	Contato	Durante a doença
Sarampo	Aerossóis	Durante a doença
Shigelose		

DOENÇA OU AGENTE INFECCIOSO	TIPO DE PRECAUÇÃO	PERÍODO
• Paciente continente	Padrão	
• Paciente incontinente ou uso de fralda	Contato	Durante a doença
Sífilis (qualquer forma)	Padrão	
Staphylococcus aureus		
• Pele, ferida e queimadura:		
- com secreção não contida	Contato	Durante a doença
- com secreção contida	Padrão	
• Furunculose		
- Lactentes e pré-escolares	Contato	Durante a doença
- Demais pacientes	Padrão	
• Enterocolite		
- Paciente continente	Padrão	
- Paciente incontinente ou uso de fralda	Contato	Durante a doença
• Síndrome da pele escaldada	Padrão	
• Síndrome do choque tóxico	Padrão	
***Streptococcus* Grupo A (*S. pyogenes*)**		
• Faringite: lactante e pré-escolar	Gotículas	24h de terapia eficaz
• Escarlatina: lactante e pré-escolar		
• Pneumonia: lactante e pré-escolar		
• Endometrite (sepse puerperal)	Padrão	
• Pele, ferida e queimadura:		
- com secreção contida	Padrão	
- com secreção não contida	Contato + Gotículas	24h de terapia eficaz
***Streptococcus* Grupo B (*S. agalactiae*) ou Grupo não A não B**	Padrão	

INDICAÇÕES DE PRECAUÇÕES 37

DOENÇA OU AGENTE INFECCIOSO	TIPO DE PRECAUÇÃO	PERÍODO
Tétano (*Clostridium tetanii*)	Padrão	
Tifo endêmico e epidêmico (não é febre tifoide)	Padrão	
Tínea	Padrão	
Toxoplasmose	Padrão	
Tracoma agudo	Padrão	
Tricomoníase	Padrão	
Tuberculose		
• Pulmonar ou laríngea (suspeita ou confirmada)	Aerossóis	3 pesquisas BAAR negativas após 15 dias de tratamento
• Extrapulmonar e não laríngea	Padrão	
Varicela	Aerossóis + Contato	Até as lesões virarem crostas
Vírus parainfluenza		
• Pacientes pediátricos	Contato	Durante a doença
Vírus sincicial respiratório - VRS		
• Pacientes pediátricos	Contato	Durante a doença
Zigomicose	Padrão	

1. Duração das precauções de contato para hepatite A: durante toda a hospitalização para crianças < 3 anos; duas semanas após início dos sintomas para crianças de 3 a 14 anos; uma semana para >14 anos.
2. Para recém-nascido assintomático, porém exposto a infecção materna ativa, nascido por via vaginal ou cesariana, com ruptura de membranas por mais de 4-6 horas: manter precauções de contato até obter culturas virais de superfície negativas, colhidas após 24-36 horas do nascimento.
3. Não é necessário completar o esquema profilático do acompanhante de paciente pediátrico com meningite antes de suspender o isolamento.
4. Investigar tuberculose pulmonar ativa.
5. Evitar compartilhar quarto com paciente imunossuprimido.
6. Manter precauções até 1 ano de idade (a menos que cultura viral de urina e nasofaringe sejam negativas, após 3 meses de idade).

6

ISOLAMENTO POR BACTÉRIAS MULTIRRESISTENTES

Valéria Cassettari
Isa Rodrigues da Silveira
Luciana Inaba Senyer Iida

O acometimento por bactéria multirresistente piora o prognóstico do paciente. Para prevenir a transmissão dessas bactérias, é extremamente importante:

- Realizar as precauções padrão ao atender qualquer paciente, com destaque para a higiene das mãos.
- Realizar as precauções de contato ao atender os portadores de bactérias multirresistentes.

1. QUAIS SÃO AS BACTÉRIAS QUE EXIGEM PRECAUÇÕES DE CONTATO?

O padrão de sensibilidade das bactérias varia entre os hospitais, entre as diversas unidades de internação de um mesmo hospital, e também pode variar em uma mesma unidade internação, em momentos diferentes. O Quadro abaixo define as bactérias que, em 2024, indicam precauções de contato em cada área do Hospital Universitário da USP. Essa definição é revista periodicamente pela CCIH. Cada instituição deve ter sua própria recomendação, conforme a sua própria epidemiologia e análise da estrutura física local.

ISOLAMENTO POR BACTÉRIAS MULTIRRESISTENTES **39**

BACTÉRIA	OBSTETRÍCIA E UNIDADES PEDIÁTRICAS E NEONATAIS	UTI DE ADULTOS, UNIDADE DE ADULTOS (CLÍNICA E CIRÚRGICA)
Staphylococcus aureus	Resistência a oxacilina	Resistência a vancomicina
Enterococcus faecium *Enterococcus faecalis*	Resistência a vancomicina	Resistência a vancomicina
Pseudomonas aeruginosa	Resistência a ceftazidima ou ciprofloxacina ou imipenem ou meropenem	Resistência a ceftazidima ou ciprofloxacina ou imipenem ou meropenem
Acinetobacter baumannii	Resistência a ciprofloxacina, imipenem ou meropenem	Resistência a ciprofloxacina, imipenem ou meropenem
Klebsiella pneumoniae *Escherichia coli*	Produção de ESBL, ou Resistência a cefalosporina de terceira geração* ou a ciprofloxacina	Produção de ESBL, ou Resistência a cefalosporina de terceira geração*
Citrobacter, Enterobacter, Serratia, Proteus, Providencia, Morganella	Resistência a cefalosporina de terceira geração* ou a ciprofloxacina	Resistência a cefalosporina de terceira geração*
Outras bactérias	Consultar a CCIH	Consultar a CCIH

*Cafalosporinas de terceira geração: ceftriaxona, cefotaxima, ceftazidima.

2. TEMPO DE ISOLAMENTO

Até a alta do paciente.

2.1 Por quê?

Mesmo pacientes que recebem antibióticos permanecem colonizados após a cura da infecção, podendo transmitir a bactéria para outros pacientes através do ambiente compartilhado (p.ex.: banheiros, mobiliário), e através das mãos dos profissionais.

3. O TEMPO DE ISOLAMENTO PODE SER ENCURTADO?

Não é recomendado. Em alguns casos particulares, se houver previsão de estadia muito prolongada do paciente, o caso pode ser avaliado individualmente pela CCIH para verificar a possibilidade de suspender o isolamento antes da alta. Mas isso não deve ser tomado como regra.

3.1 Quais os critérios para encurtar o isolamento, quando autorizado?

Duas culturas negativas consecutivas, com intervalo de uma semana, preferencialmente em dois materiais, conforme o Quadro abaixo.

BACTÉRIA	MATERIAL RECOMENDADO
Staphylococcus aureus	Prega cutânea, *swab* de narinas
Pseudomonas aeruginosa	Secreção traqueal
Acinetobacter baumannii	Secreção traqueal, prega cutânea
Klebsiella spp, Enterobacter spp, Serratia spp, E.coli	*Swab* retal (ou fezes), secreção traqueal
Enterococcus spp	*Swab* retal (ou fezes)

7

CULTURAS DE VIGILÂNCIA

Valéria Cassettari
Isa Rodrigues da Silveira
Luciana Inaba Senyer Iida

Culturas para vigilância de colonização por bactérias multirresistentes são realizadas para:

- Controlar surtos.
- Evitar a disseminação de bactérias multirresistentes de pacientes transferidos entre instituições.
- Controlar a disseminação de bactérias multirresistentes já endêmicas na instituição.

1. QUANDO COLHER CULTURAS NA ADMISSÃO DO PACIENTE?

São considerados de alto risco para colonização por multi-R, pacientes:

- institucionalizados acamados;
- dialíticos crônicos;

42 Manual para a Prevenção das Infecções Relacionadas à Assistência

- transferidos de outros serviços de saúde onde tenham permanecido por mais de 24h;
- com histórico de internação em outro serviço há menos de um mês;
- com histórico de colonização ou infecção por bactéria multirresistente há menos de seis meses;
- internados no HU-USP, mas que tenham se deslocado para outro hospital por mais de 24h para realização de exames ou procedimentos.

Esses pacientes devem permanecer em **precauções de contato** (preferencialmente em quarto privativo) enquanto aguardam resultados das culturas de vigilância.

Colher os seguintes materiais na admissão do paciente:

- *Swab* de pele (umedecer um único *swab* com soro fisiológico estéril e friccionar nas regiões de dobras axilares e inguinais) – obrigatório.
- *Swab* retal ou fezes – obrigatório.
- Urina (apenas se estiver com sonda vesical).
- Secreção traqueal qualitativa (apenas se estiver intubado ou traqueostomizado).
- Secreção de úlceras por pressão, ferida cirúrgica ou outras lesões cutâneas.

Após obter os resultados das culturas de vigilância, manter precauções de contato apenas se forem detectadas bactérias multirresistentes.

2. COLETAS DE VIGILÂNCIA PARA CONTROLE DE SURTOS E ENDEMIAS

Quando a coleta é realizada para um conjunto de pacientes para controle de surto ou endemia, o paciente submetido a culturas aguarda o resultado em precauções padrão, sendo colocado em precauções de contato apenas se houver resultado positivo para bactéria multirresistente.

A frequência e os materiais da coleta estão especificados no Quadro abaixo.

CULTURAS DE VIGILÂNCIA REALIZADAS NO HU-USP PARA RASTREAMENTO DE BACTÉRIAS MULTIRRESISTENTES

UNIDADE DE INTERNAÇÃO	OBJETIVO	PERIODI--CIDADE	CONDIÇÃO DO PACIENTE	MATERIAL
UTI Adulto	Controle de multi-R endêmicas	Semanal	Intubado/ traqueostomizado	Secreção traqueal qualitativa
UTI adulto, UTI pediátrica, UTI neonatal, Unidade neonatal de cuidados intermediários	Controle de multi-R endêmicas	Semanal	Todos	*Swab* retal
Unidade de adultos	Controle de multi-R endêmicas	Semanal	Alta dependência	*Swab* retal
Todas (inclusive pronto-socorro)	Isolamento precoce de casos importados	Na admissão	• Transferido de outros hospitais, ou com internação em outro hospital no último mês • Após retorno de outra instituição em que tenha realizado procedimentos invasivos, ou permanecido para exames por mais de 24h • Proveniente de casa de repouso ou clínica de diálise • História conhecida de colonização por multi-R nos últimos 6 meses.	*Swabs* retal e cutâneo obrigatórios Também colher outros materiais a depender da condição do paciente: urina de saco coletor, secreção traqueal qualitativa, secreção de lesões cutâneas

UNIDADE DE INTERNAÇÃO	OBJETIVO	PERIODI--CIDADE	CONDIÇÃO DO PACIENTE	MATERIAL
Todas	Controle de surto	Na detec-ção do surto e de-pois uma vez por semana, até CCIH considerar a trans-missão controlada	• Todos que compartilham quarto com portador de bactéria multi-R que não seja endêmica na unidade de internação	A definir pela CCIH em cada caso

Observação: não devem ser trocados sondas e cateteres centrais de pacientes transferidos de outras instituições, a não ser que se verifiquem infecções associadas a esses dispositivos (p. ex.: hiperemia ou secreção visível no local de inserção do cateter).

8

VÍRUS RESPIRATÓRIOS EM CRIANÇAS: NORMAS PARA A PREVENÇÃO DA TRANSMISSÃO HOSPITALAR

Isa Rodrigues da Silveira
Luciana Inaba Senyer Iida
Gerson Sobrinho Salvador de Oliveira
Valéria Cassettari

Os vírus respiratórios são causadores frequentes de infecções hospitalares em pediatria e neonatologia, podendo interferir gravemente na evolução dos pacientes. O gerenciamento de leitos de isolamento e a execução das precauções respiratórias e de contato são fundamentais para evitar a transmissão dessas infecções no ambiente hospitalar.

- Para pacientes pediátricos e neonatais com síndrome gripal, SRAG, pneumonia ou bronquiolite com indicação de internação, colher secreção de orofaringe já no pronto atendimento, para pesquisa de vírus por RT-PCR.
- Ao internar, informar a suspeita ou confirmação de infecção respiratória viral, para adequado manejo de leitos.

Manual para a Prevenção das Infecções Relacionadas à Assistência

- Todos os casos suspeitos devem ser mantidos em Precauções de Contato até o resultado do exame, em quarto privativo (preferencial) ou coorte (no máximo três pacientes por quarto). Destinar profissionais exclusivos para atendimento a esses pacientes. As atividades de recreação para esses pacientes devem seguir os princípios das Precauções de Contato, com atividades recreativas no próprio leito, brinquedos exclusivos e desinfetados a cada 12 horas.
- Uma vez identificada a etiologia, mudar o tipo de precaução conforme o agente (ver Quadro abaixo).

AGENTE	PRECAUÇÕES/ISOLAMENTO	DURAÇÃO
VRS, Parainfluenza, metapneumovírus, bocavírus, enterovírus	Contato	Durante os sintomas
Influenza, Rinovírus	Gotículas	Durante os sintomas
Adenovírus, coronavírus sazonal	Contato + Gotículas	Durante os sintomas
SARS CoV-2	Contato + Gotículas (associar precauções para aerossóis ao realizar procedimento gerador)	10 dias: pacientes com quadro leve a moderado, não imunossuprimido 20 dias: COVID-19 grave, ou imunossuprimido

- Sintomáticos respiratórios que permaneçam sem diagnóstico etiológico (pesquisa viral negativa) devem permanecer em Precauções de Contato preferencialmente em quarto individual, ou em coorte de pacientes na mesma condição.
- As precauções (com ou sem agente identificado) continuam até a alta hospitalar - ou até a remissão dos sintomas respiratórios, se o paciente permanecer internado por outros motivos. Testes laboratoriais não são indicados com a finalidade de encerrar o isolamento.

- Orientar os acompanhantes a não manterem contato físico com as demais crianças internadas, nem com seus acompanhantes. Cuidadores com sintomas respiratórios devem ser orientados a não permanecerem como acompanhantes, providenciando substituição.
- Acompanhantes de pacientes em precauções para gotículas ou aerossóis devem receber refeições no quarto, sempre que possível, evitando áreas comuns ou refeitórios. Informar o Serviço de Nutrição, para evitar duplicidade na lista da unidade e do refeitório.

9

TUBERCULOSE PULMONAR OU LARÍNGEA

Valéria Cassettari
Isa Rodrigues da Silveira
Luciana Inaba Senyer Iida

1. NOTAS IMPORTANTES:

1.1. Isolamento

- O paciente deve usar **máscara cirúrgica** ao sair do quarto para exames.
- Funcionários e visitantes devem usar **máscaras N95** para entrar no quarto do paciente em precauções para aerossóis.
- Na impossibilidade de isolamento em **quarto privativo**, é aceitável que casos bacilíferos compartilhem o mesmo quarto, desde que não haja suspeita de multirresistência. Não se permite compartilhamento do mesmo quarto entre paciente bacilífero e paciente apenas com suspeita de Tuberculose.

1.2. Acompanhantes de pacientes pediátricos

- Acompanhantes de pacientes pediátricos podem permanecer no quarto sem máscara (uma vez que já eram contactantes domiciliares) e podem circular pelo hospital, a não ser que também tenham **diagnóstico** de tuberculose.

NORMAS PARA ISOLAMENTO DE CRIANÇAS E ADULTOS INTERNADOS

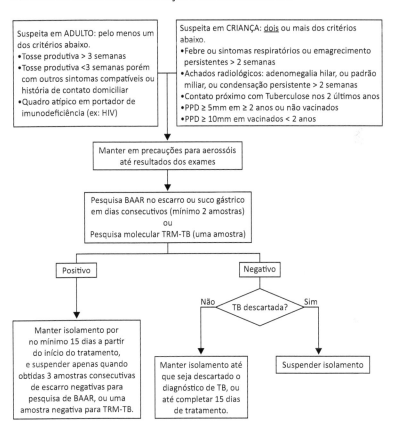

- Durante investigação de tuberculose em paciente pediátrico, os adultos contactantes domiciliares devem realizar RX tórax. Independentemente do RX, se o responsável (em geral pai ou mãe) for tossidor, deve realizar duas baciloscopias ou uma pesquisa por TRM-TB no escarro, e ser orientado a não permanecer como acompanhante até resultado final desses exames. Na impossibilidade de trocar o acompanhante que é tossidor, este deverá permanecer sob precauções respiratórias junto com a criança, recebendo refeições no quarto, até o resultado das baciloscopias ou TRM-TB no escarro.

1.3. Orientações gerais

- A **internação** só é indicada quando a situação clínica do paciente não permitir investigação e tratamento ambulatoriais.
- A **alta** hospitalar independe da negativação da baciloscopia.
- Não se recomendam precauções respiratórias em ambiente domiciliar.
- A **notificação** do caso de tuberculose é **obrigatória,** e os contactantes domiciliares devem ser investigados.
- Quando ocorre em profissionais de saúde, a tuberculose pode ser considerada doença ocupacional (Lei nº 8.213, de 24 de julho de 1991).

10

VARICELA

Valéria Cassettari
Isa Rodrigues da Silveira
Luciana Inaba Senyer Iida

1. PREVENÇÃO DA TRANSMISSÃO NO PRONTO-SOCORRO E ALAS DE INTERNAÇÃO

- O paciente com suspeita de varicela deve permanecer o menor tempo possível na sala de espera, tendo seu atendimento priorizado e permanecendo com máscara cirúrgica nesse período.
- É contraindicada a permanência do paciente com varicela na sala de medicação. Pacientes com varicela que necessitem de inalação no PS deverão ser deslocados para quarto privativo para sua realização. Outras formas de medicação podem ser fornecidas na sala de medicação, desde que seja priorizado o atendimento ao portador de varicela, reduzindo seu tempo de permanência, e este esteja com máscara cirúrgica.
- Se necessitar de hospitalização, o paciente deve ficar em quarto privativo, em precauções de Contato e Aerossóis.
- Os acompanhantes com história prévia de varicela, ou que sejam vacinados, podem circular com máscara cirúrgica fora do quarto de isolamento.
- Pessoas que não tenham história prévia de varicela e não sejam vacinados devem ser desencorajados a permanecer como acompanhantes. É impor-

52 Manual para a Prevenção das Infecções Relacionadas à Assistência

tante ressaltar que, apesar do contato domiciliar prévio, existe também o risco do contágio do acompanhante durante a internação. Na absoluta ausência de outra opção, podem permanecer, e devem ser considerados possíveis portadores e transmissores, portanto devem seguir as mesmas recomendações dadas aos pacientes: permanência no quarto de isolamento junto com o paciente, utilizando a máscara cirúrgica ao circular nas demais áreas para entrada e saída do hospital. Não poderá frequentar o refeitório, e se não puder realizar as refeições em domicílio, deverá receber as refeições dentro do quarto de isolamento. Recomendamos que o acompanhante utilize máscara N95 dentro do quarto do paciente.

- **Todos** os funcionários e visitantes deverão utilizar a máscara tipo respirador (N95) ao entrar no isolamento, independente da situação imunológica.

2. EXPOSIÇÃO INTRAÚTERO

Deve receber profilaxia com imunoglobulina (VZIG) todo recém-nascido cuja mãe iniciou o quadro de varicela nos últimos cinco dias antes ou até 48 horas após o parto. Administrar VZIG o mais breve possível. Caso permaneça internado, o RN deve ser mantido em isolamento respiratório até 28 dias de vida.

3. VARICELA QUE SE MANIFESTA EM PACIENTE JÁ INTERNADO

O período de maior transmissibilidade do vírus da varicela inicia-se dois dias antes do aparecimento das vesículas. Portanto, a ocorrência de um único caso de varicela diagnosticado durante a internação do paciente deve ser conduzida como surto, sendo necessárias as medidas descritas a seguir, para conter a disseminação na unidade:

3.1. Com relação ao caso-índice

Realizar precauções de Contato e para Aerossóis até que todas as lesões se transformem em crostas. Em geral, esse período vai até 6 dias após o início das lesões, sendo mais prolongado quando há imunossupressão associada.

3.2. Com relação aos profissionais

Identificar se algum profissional suscetível (não vacinado e sem antecedente de Varicela) esteve com o caso índice por mais de uma hora em ambiente fechado. Administrar para esse profissional vacina ou imunoglobulina, segundo critérios abaixo. Se não for possível afastar este profissional do atendimento direto a pacientes, ele deverá utilizar máscara cirúrgica do 8° ao 21° dia após o contato. Caso apresente erupção, deve ser imediatamente afastado.

Vale lembrar que é indicada a vacinação rotineira dos profissionais de saúde que não tenham antecedente de varicela, evitando a situação acima descrita.

3.3. Com relação aos outros pacientes (e acompanhantes) da unidade

a. Identificar os pacientes e acompanhantes que tenham apresentado **contato prolongado** (>1 hora) em **ambiente fechado** com o caso-índice e que sejam **suscetíveis** (não vacinados e sem histórico de Varicela prévia). Pacientes em ventilação mecânica também devem seguir esses mesmos critérios.

b. Entre os comunicantes suscetíveis, identificar os que apresentem imunossupressão por doenças (neoplasia, Aids, outras) ou medicamentosa (corticoide, quimioterapia, transplantados).

c. Identificar gestantes.

d. Proceder vacinação ou administração de imunoglobulina para os comunicantes suscetíveis, conforme critérios abaixo.

e. Os comunicantes que receberem vacina pós-exposição devem permanecer em Precauções para Aerossóis entre o 8° e o 21° dias após o contato com o caso-índice. Já os comunicantes que receberem imunoglobulina (VZIG) devem ficar em Precauções para Aerossóis entre o 8° e o 28° dias após o contato, pois podem apresentar os sintomas mais tardiamente.

f. Os comunicantes do caso-índice podem compartilhar o mesmo quarto. Se posteriormente algum comunicante apresentar vesículas, deverá ser transferido para quarto privativo.

4. MEDIDAS PÓS-EXPOSIÇÃO

4.1 Vacinação

4.1.1 Indicação

Para todos os comunicantes (>1 hora em ambiente fechado) que sejam suscetíveis, imunocompetentes, não gestantes e maiores de 12 meses.

4.1.2 Especificações relacionadas

- **Crianças de 12-24 meses**: antecipar a dose de tetraviral (SCR + Varicela) nas já vacinadas com a primeira dose da tríplice viral, e considerar a dose válida para o calendário vacinal.
- **Crianças de 15 meses a 5 anos:** vacinar conforme as indicações do Calendário Estadual de Vacinação.
- **Crianças de 5 a 12 anos**: administrar uma dose de vacina Varicela (atenuada).
- **Pessoas >13 anos**: administrar uma ou duas doses (conforme o laboratório produtor). Se indicadas duas doses, considerar intervalo de quatro semanas entre elas.
- As doses de bloqueio administradas devem ser registradas no comprovante de vacinação e sistema de informação.

4.1.3 Contraindicações à vacinação contra varicela

- Menores de 9 meses.
- Gestantes.
- Imunodeficiência congênita ou adquirida, exceto em casos previstos no manual do CRIE.
- Durante três meses após suspensão de tratamento imunossupressor, ou um mês em caso de corticoterapia (doses de corticoide equivalentes a prednisona 2 mg/kg/dia para crianças, ou 20 mg/dia para adultos, por mais de duas semanas).
- Reação anafilática à dose anterior da vacina ou a seus componentes.

4.1.4 Sobre a vacina

- Deve ser administrada em até **120 horas** (cinco dias) após o contato para bloqueio de surto.
- É produto de vírus vivos atenuados. Cada dose corresponde a 0,5 mL e a administração é subcutânea.
- A eficácia de uma dose é de 70%-90% contra a infecção e de 95% contra as formas graves, e essas taxas aumentam com duas doses.

4.1.5 Precauções

- Mulheres em idade fértil devem ser orientadas a evitar gravidez por um mês após a vacinação.
- Evitar o uso de salicilatos em crianças até seis semanas após a vacinação, devido a associação com síndrome de Reye.
- Em relação às vacinas para febre amarela e tríplice viral (sarampo, caxumba e rubéola), administrar no mesmo dia ou aguardar no mínimo um mês para sua administração.
- A tetraviral (SCR + varicela) não deve ser aplicada simultaneamente com a vacina febre amarela na primovacinação de crianças menores de 2 anos de idade; as administrações devem ser espaçadas pelo menos por quatro semanas, pela possibilidade de interferência na resposta imune a esses agentes.

4.1.6 Número de doses

4.1.6.1 Depende da origem da vacina:

- Merck Sharp & Dohme (MSD)
    - **Crianças de 12 meses a 12 anos**: dose única
    - **A partir de 13 anos**: duas doses com intervalo de quatro a oito semanas
- GlaxoSmithKline (GSK)
    - **Crianças de 9 meses a 12 anos**: dose única
    - **A partir de 13 anos**: duas doses com intervalo de 4 a 8 semanas

- Green Cross Corporation (GCC)
  - Dose única, a partir dos 12 meses de idade

4. 2 IMUNOGLOBULINA ESPECÍFICA CONTRA VARICELA- ZOSTER (IGHAV)

4.2.1 Indicações de imunoglobulina (IGHAV)

- Crianças e adultos Imunodeprimidos.
- Gestantes suscetíveis, em qualquer idade gestacional.
- Recém-nascidos com exposição intraútero, com manifestação clínica materna entre cinco dias e antes e 48 horas após o parto.
- RN prematuro (≥ 28 semanas de gestação) com exposição após o nascimento: só administrar VZIG se a mãe não tiver antecedente de varicela.
- RN prematuro extremo (<28 semanas, ou <1000 g ao nascer) com exposição após o nascimento: administrar mesmo que a mãe tenha antecedente de varicela.
- Crianças < 12 meses: como opção à IGHAV, crianças entre 9 e 12 meses podem receber uma dose de vacina Varicela (atenuada) produzida pelo laboratório GSK. Essa dose não é válida para a rotina do Calendário Vacinal.

4.2.2 Sobre a imunoglobulina (IGHAV)

- É obtida de plasma humano (sendo um hemoderivado) e contém altos títulos de IgG contra o vírus da Varicela.
- É administrada por via intramuscular, até **96 horas** (quatro dias) após o contato, na dose de 125 UI para cada 10 kg de peso (mínimo 125 UI; máximo 625 UI). Deve ser conservada entre 2°C e 8°C.
- A duração da proteção não é bem estabelecida. Portanto, se ocorrer nova exposição após três semanas da administração de IGHAV, nova dose deve ser aplicada.

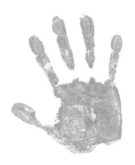

CUIDADOS COM O PROFISSIONAL DE SAÚDE

11

VACINAÇÃO DE PROFISSIONAIS DE SAÚDE

Valéria Cassettari
Isa Rodrigues da Silveira
Luciana Inaba Senyer Iida
Gerson Sobrinho Salvador de Oliveira

A vacinação protege o próprio profissional, além de prevenir a disseminação de doenças no ambiente hospitalar, protegendo também os pacientes.

Todos os profissionais e estagiários do hospital devem ter sua carteira vacinal atualizada periodicamente, conforme o Quadro abaixo.

VACINA	DOSES	INDICAÇÃO	OBSERVAÇÕES
SCR (Sarampo, Caxumba, Rubéola)	Duas doses	Todos os profissionais que circulam pelo hospital (independentemente de sua função ou idade)	Vírus vivos atenuados. Contraindicada para gestantes e imunodeprimidos

VACINA	DOSES	INDICAÇÃO	OBSERVAÇÕES
dTpa (Difteria, Tétano e *Pertussis* acelular)	Uma dose + Reforço a cada 10 anos	Todos os profissionais que prestam assistência em centro obstétrico, enfermaria de obstetrícia, alojamento conjunto e UTI neonatal, independentemente da função	-
dT (Difteria e Tétano)	Três doses + Reforço a cada 10 anos	Todos os profissionais que circulam pelo hospital (independentemente de sua função ou idade)	Não é necessário reiniciar o esquema para pessoas que comprovem uma ou duas doses. Deve-se apenas completar o esquema
Hepatite B	Três doses	Todos os profissionais do hospital, independentemente da sua função ou idade	Realizar mais um ciclo de três doses para profissionais que não apresentarem níveis protetores de antiHBs em 30-45 dias após completar a primeira vacinação.
Varicela	Duas doses	Todos os profissionais que circulam pelo hospital (independentemente de sua função ou idade) e que não tenham história prévia de varicela	Vírus vivos atenuados Contraindicada para gestantes e imunodeprimidos

VACINA	DOSES	INDICAÇÃO	OBSERVAÇÕES
Influenza	Uma dose (anual)	Todos os profissionais que circulam pelo hospital (independentemente de sua função ou idade)	-
Covid	Duas doses (básico) + 1 dose anual	Todos os profissionais que circulam pelo hospital (independentemente de sua função ou idade)	-
Meningocócica	Uma dose de meningocócica C conjungada	Profissionais do laboratório de microbiologia	A indicação de vacinas meningocócicas pode variar conforme a situação epidemiológica local. Esta indicação foi fornecida diretamente pela Divisão de Imunização do CVE na atualização deste protocolo, em janeiro/2024

12

ACIDENTES OCUPACIONAIS COM MATERIAL BIOLÓGICO

Valéria Cassettari

1. DEFINIÇÃO

Acidente de trabalho ocorrido em serviço de saúde, com qualquer categoria profissional, envolvendo exposição direta ao material biológico de risco.

2. MATERIAIS CLÍNICOS DE RISCO

Sangue ou qualquer outro fluido contendo sangue são os materiais de maior risco para transmissão de HIV, VHB e VHC em acidentes ocupacionais.

Também são potencialmente infectantes: sêmen, secreção vaginal, líquor, líquidos cavitários (sinovial, pleural, peritoneal, amniótico), leite materno.

Não são considerados infectantes: lágrima, saliva, suor, fezes, urina e vômitos (exceto se contaminados com sangue).

3. TIPO DE EXPOSIÇÃO

São consideradas exposições com risco de transmissão:
- Percutânea (lesão causada por agulha ou outros instrumentos perfurantes ou cortantes).

- Contato com mucosas (p. ex.: respingos em olhos, nariz e boca).
- Cutânea envolvendo pele não íntegra (p. ex.: dermatite ou ferida aberta).

O contato de material biológico com pele íntegra não representa risco de transmissão de HIV, HBV e HCV.

4. RISCO DE TRANSMISSÃO

AGENTE	EXPOSIÇÃO	RISCO ESTIMADO
HIV	Percutânea	0,3% a 0,5%
HIV	Mucosa	0,09%
HBV	Percutânea	30% a 40%
HCV	Percutânea	3% a 10%

5. CUIDADOS IMEDIATOS COM O FERIMENTO OU ÁREA EXPOSTA

- Exposição cutânea/percutânea: lavar o com água e sabão ou degermante antisséptico. Não espremer.
- Exposição mucosa: lavar com água ou soro fisiológico em abundância.

6 ATENDIMENTO NO PRONTO-SOCORRO

Realizar as cinco etapas enumeradas abaixo.

1. Caracterizar se o tipo de acidente e o material biológico representam risco de transmissão.

Se houver risco, solicitar sorologias para o profissional acidentado e para o paciente-fonte do acidente (HIV teste rápido, HBV e HCV).

2. Estabelecer a conduta profilática para HIV

A profilaxia com antirretrovirais está indicada apenas se forem preenchidos TODOS os seguintes critérios:

- O acidente envolveu material biológico com risco de transmissão do HIV.
- O tipo de exposição ocorrido representa risco de transmissão do HIV.
- O atendimento ocorreu até no máximo 72 horas após a exposição.
- A pessoa exposta apresenta sorologia negativa para HIV.
- A pessoa-fonte apresenta sorologia para HIV positiva ou desconhecida.

Quando não for possível realizar teste rápido para HIV para a pessoa-fonte, como por exemplo quando não se sabe em que paciente foi utilizado o objeto perfurocortante, é recomendado avaliar caso a caso o grau do risco, antes de indicar a profilaxia pós-exposição (PEP). Devem ser considerados o grau da exposição (tipo de lesão e material clínico envolvido) e a probabilidade epidemiológica de presença de HIV naquela exposição.

Quando indicada, a profilaxia pós-exposição (PEP) deve ser iniciada o quanto antes, de preferência nas primeiras duas horas após a exposição, até no máximo 72 horas após.

O esquema antirretroviral preferencial é:

Tenofovir (TDF) 300 mg / Lamivudina (3TC) 300 mg
+
Dolutegravir (DTG) 50 mg

Tomar uma vez ao dia, durante 28 dias.

Além do receituário, preencher o Formulário de Solicitação de Medicamentos Antirretrovirais para PEP, do Ministério da Saúde, disponível no formato digitável na página do Sistema de Controle Logístico de Medicamentos (SICLOM) http://azt.aids.gov.br/

Situações especiais

- Paciente-fonte com evidência de falha terapêutica: iniciar o esquema PEP preferencial, mas encaminhar precocemente para reavaliação do esquema por especialista.

ACIDENTES OCUPACIONAIS COM MATERIAL BIOLÓGICO **65**

- Acidentado portador de HBV: iniciar o esquema PEP preferencial, mas encaminhar precocemente para seguimento por especialista.
- Para profissional acidentado portador de insuficiência renal ou em uso de anticonvulsivante: consultar um especialista para escolha do melhor esquema de PEP, ou verificar no Protocolo Clínico do Ministério da Saúde citado nas referências deste protocolo.

3. Estabelecer a conduta profilática para HBV (conforme o quadro abaixo)

PROFISSIONAL EXPOSTO	FONTE AGHBS + (OU NÃO TESTADO E ALTO RISCO)*	FONTE AGHBS DESCONHECIDO (OU NÃO TESTADO E BAIXO RISCO)	FONTE AGHBS NEGATIVO
Não vacinado	IGHAHB e iniciar vacinação	Iniciar vacinação	Iniciar vacinação
Vacinação incompleta	IGHAHB e completar vacinação	Completar vacinação	Completar vacinação
Vacinado e com antiHBs≥10 UI/mL	Nenhuma medida	Nenhuma medida	Nenhuma medida
Sem resposta vacinal (antiHBs−) após primeira série de três doses	IGHAHB e reiniciar vacinação (mais três doses)	Reiniciar vacinação (mais três doses)	Reiniciar vacinação (mais três doses)
Sem resposta vacinal (antiHBs-) após segunda série (seis doses)	Duas doses de IGHAHB, com intervalo de um mês entre as doses	Duas doses de IGHAHB, com intervalo de um mês entre as doses	Nenhuma medida
Vacinado e com resposta sorológica desconhecida	Testar antiHBs para definir conduta	Testar antiHBs para definir conduta	Testar antiHBs para definir conduta

*Fontes de alto risco: pacientes politransfundidos, cirróticos, dialíticos, HIV positivos, usuários de drogas injetáveis, contatos domiciliares ou sexuais de VHB, pessoas com história de IST, ou provenientes de regiões ou instituições de alta endemicidade para VHB.

Vacinação para HBV

Se possível, a primeira dose da vacina deve ser administrada no momento do atendimento inicial. Encaminhar à UBS para completar a vacinação. O esquema habitual inclui 3 doses.

Imunoglobulina Humana Anti-hepatite B (IGHAHB)

A IGHAHB deve ser administrada por via intramuscular em dose única de 0,06 mL/kg (máximo 5 mL), em local diferente do que recebeu a vacina para HBV. Aplicar nas primeiras 48 horas após a exposição, ou no máximo em até 14 dias. Está disponível nos Centros de Referência para Imunobiológicos Especiais (CRIE).

4. Condutas para VHC

Não há vacina ou quimioprofilaxia disponíveis. A conduta diante de acidente com fonte positiva para HCV é o seguimento ambulatorial, com realização de anti-HCV e carga viral HCV do acidentado para identificação precoce de hepatite C aguda, que apresenta elevados índices de cura quando realizado tratamento.

5. Encaminhamento ambulatorial

O acompanhamento da pessoa exposta está indicado para verificar:

- toxicidade dos antirretrovirais;
- manutenção de medidas de prevenção da transmissão sexual desses vírus, conforme indicado caso a caso;
- testagem para HIV, HBV e HCV pode ser necessária em 30, 90 e 180 dias após a exposição, conforme indicado a cada caso.

	anti HIV	HBsAg	antiHBs	antiHCV
Momento zero	X	X	X	X
30 dias	X			
90 dias	X	X		X
180 dias		X		X

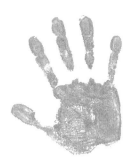

PREVENÇÃO DE INFECÇÕES
RELACIONADAS A PROCEDIMENTOS

13

ANTISSEPSIA DAS MÃOS PARA PROCEDIMENTO CIRÚRGICO

Isa Rodrigues da Silveira
Luciana Inaba Senyer Iida
Valéria Cassettari

Realizar antes de qualquer procedimento cirúrgico, independentemente do grau de contaminação da cirurgia. Manter as unhas aparadas e sem esmalte. Retirar anéis, aliança, pulseiras e relógio.

1. TÉCNICA PARA ANTISSEPSIA COM PRODUTO A BASE DE ÁLCOOL (PBA)

- Lavar as mãos com água e sabão ao chegar ao Centro Cirúrgico, após ter vestido a roupa privativa e colocado o gorro e a máscara. Durante a permanência no Centro Cirúrgico, entre as cirurgias, lavar novamente as mãos com água e sabão quando houver sujidade visível nas mãos.
- Antes de cada procedimento cirúrgico, realizar a antissepsia com produto à base de álcool (PBA), seguindo cuidadosamente a técnica ilustrada nas imagens abaixo. A sequência indicada dura aproximadamente 60 segundos, e deve ser totalmente repetida até completar o tempo total de fricção indicada pelo fabricante do PBA que estiver em uso (em geral 2 a 5 minutos).

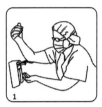 Colocar aprox. 5 (3 doses) de PBA na palma da mão esquerda, usando o cotovelo do outro braço para operar o dispensador.

 Mergulhar as pontas dos dedos da mão direita no produto, friccionando-as para descontaminar sob as unhas (5 segundos).

Espalhar o produto no antebraço direito até o cotovelo. Assegurar que todas as superfícies sejam cobertas pelo produto. Utilizar movimentos circulares no antebraço até que o produto evapore completamente (10-15 segundos).

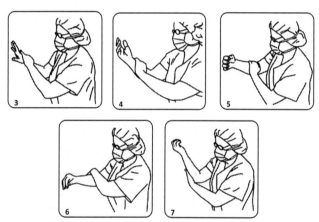

Repetir os passos 1 a 7, agora para a mão e antebraço esquerdos.

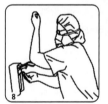
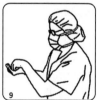
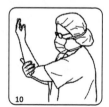

ANTISSEPSIA DAS MÃOS PARA PROCEDIMENTO CIRÚRGICO **71**

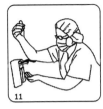 Colocar cerca de 5 (3 doses) do PBA na palma da mão esquerda conforme imagem 11, e esfregar ambas as mãos ao mesmo tempo até o punho, realizando a seguir todos passos nas imagens 12 a 17 (20-30 segundos).

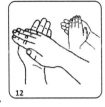 Cobrir com PBA todas as superfícies das mãos até o punho, friccionando palma contra palma, em movimentos rotativos.

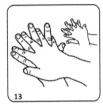 Friccionar o produto entre os dedos pelo dorso, incluindo o punho, movimentando o a palma de uma mão sobre o dorso da outra. Repetir invertendo a posição das mãos.

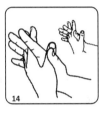 Friccionar uma palma contra a outra com os dedos entrelaçados.

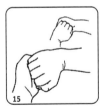 Friccionar o dorso dos dedos mantendo-os dentro da palma da outra mão, em movimentos de vai e vem.

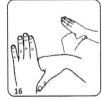 Friccionar o polegar da mão esquerda com movimentos de rotação da palma da mão direita enlaçada e vice-versa.

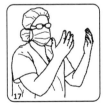 Quando as mãos estiverem secas, o avental cirúrgico estéril poderá ser vestido e as luvas cirúrgicas estéreis poderão ser calçadas.

2. TÉCNICA COM ÁGUA E ANTISSÉPTICO DEGERMANTE

- Utilizar clorexidina degermante 2% ou PVPI degermante 10%.
- A utilização de escova é opcional.

2.1 Sequência

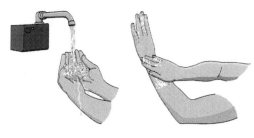

1. Acionar a torneira e molhar as mãos, antebraços e cotovelos.

2. Recolher o antisséptico com as mãos em concha e espalhar nas mãos, antebraços e cotovelos. No caso de escova impregnada com antisséptico, pressionar a parte da esponja contra a pele e espalhar.

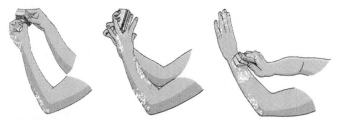

3. Limpar sob as unhas com as cerdas da escova ou com limpador de unhas.

4. Friccionar as mãos, observando inclusive espaços interdigitais e antebraço, por no mínimo 3 a 5 minutos, mantendo as mãos acima dos cotovelos.

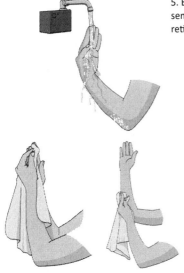

5. Enxaguar em água corrente, no sentido das mãos para cotovelos, retirando todo resíduo do produto.

6. Caso a torneira não possua foto-sensor nem acionamento por pedal, fechar a torneira com o cotovelo.

7. Ainda mantendo as mãos elevadas, secar com compressa estéril, iniciando pelas mãos e seguindo pelo antebraço até o cotovelo.

14

PREPARO DA PELE DO PACIENTE PARA PROCEDIMENTO CIRÚRGICO

Isa Rodrigues da Silveira
Luciana Inaba Senyer Iida
Valéria Cassettari

A maior parte das infecções do sítio cirúrgico ocorre por microrganismos colonizantes do próprio paciente. Mesmo quando indicada a antibioticoprofilaxia cirúrgica, ela não substitui os cuidados com a pele do paciente na prevenção de infecções do sítio cirúrgico, portanto a limpeza e antissepsia da pele é obrigatória antes de todos os procedimentos cirúrgicos.

O tamanho da área da pele a ser preparada deve prever possíveis extensões da incisão, e a instalação de drenos.

1. TRICOTOMIA

A remoção de pelos deve ser evitada. Caso seja absolutamente necessária, utilizar tricotomizador elétrico, pois a tricotomia com lâmina aumenta o risco de infecção.

2. BANHO PRÉ OPERATÓRIO

- **Pacientes provenientes do domicílio:** orientar previamente o paciente a tomar banho de corpo inteiro com água e sabão duas horas antes (ou na noite que antecede a cirurgia, para pacientes com cirurgia no primeiro horário da manhã).

- **Pacientes internados**: realizar o banho com clorexidina degermante a 2% na noite anterior **e** duas horas antes da cirurgia.
- Nas cirurgias de urgência em que o banho de corpo inteiro não for possível, realizar limpeza ampla com clorexidina degermante a 2% apenas na área a ser abordada, antes de encaminhar o paciente para o Centro Cirúrgico.

3. DESCOLONIZAÇÃO COM CLOREXIDINA E MUPIROCINA

- A Organização Mundial de Saúde recomenda o uso de mupirocina nasal e o banho pré-operatório com clorexidina para pacientes colonizados por *S.aureus* e que vão se submeter a cirurgias cardiotorácicas ou ortopédicas.
- No HU-USP optou-se por realizar o banho diário com clorexidina nos dias que antecedem a cirurgia (no máximo cinco dias) para todos os pacientes ortopédicos, mesmo que não haja tempo para realizar culturas pré-operatórias.
- Não preconizamos neste momento a descolonização com mupirocina (aplicação nasal 12/12 horas por cinco dias) porque por enquanto a apresentação mais adequada para uso nasal não está comercialmente disponível no Brasil.

4. ANTISSEPSIA DA PELE DO PACIENTE

- Usar solução de clorexidina alcoólica 2% para antissepsia da pele no momento da cirurgia. Pode ser substituída por solução alcoólica de iodo, se necessário.
- Friccionar a pele com movimentos circulares, em sentido centrífugo (do centro para a periferia).
- Não remover o antisséptico alcoólico. Deixar secar espontaneamente antes de realizar a incisão.
- Para antissepsia de mucosas, usar clorexidina aquosa 2%.

15

ANTIBIOTICOPROFILAXIA PARA PROCEDIMENTOS CIRÚRGICOS E ENDOSCÓPICOS

Valéria Cassettari

A antibioticoprofilaxia é indicada para as todas as cirurgias contaminadas ou potencialmente contaminadas, bem como para algumas cirurgias limpas e procedimentos endoscópicos em que o benefício tenha sido comprovado.

Nas cirurgias infectadas, quando há infecção instalada antes do ato cirúrgico, não é realizada profilaxia, mas sim tratamento, com uso do antimicrobiano pelo tempo indicado para o foco e evolução clínica.

1. QUANDO ADMINISTRAR A DOSE INICIAL?

- Zero a 60 minutos antes do início da incisão cirúrgica (ou no momento da indução anestésica), inclusive em partos.
- Para antimicrobianos de administração prolongada (aminoglicosídeos, ciprofloxacina), completar a infusão de zero a 60 minutos antes da incisão (iniciar a infusão uma a duas horas antes do início da cirurgia).

2. POR QUANTO TEMPO REALIZAR A ANTIBIOTICOPROFILAXIA?

É indicada dose única na grande maioria das cirurgias. Para cirurgias muito longas, doses intraoperatórias de reforço podem ser necessárias, conforme o tempo de meia vida do antibiótico (Quadro 1). Estão descritos no Quadro 2 os procedimentos específicos em que é aceitável o prolongamento do uso do antimicrobiano profilático após o término da cirurgia.

3. QUAL ANTIBIÓTICO UTILIZAR?

- As cefalosporinas de primeira ou segunda geração são os mais utilizados para profilaxia cirúrgica, pois são pouco tóxicas, têm farmacocinética adequada, menor risco de indução de resistência bacteriana, e possuem atividade contra a maior parte dos patógenos causadores de infecção do sítio cirúrgico.
- Clindamicina, quinolonas, vancomicina e cefalosporinas de terceira geração são opções para casos excepcionais, e só devem ser utilizados após consulta à CCIH.

Quadro 1: Doses e intervalos de antimicrobianos para profilaxia cirúrgica

ANTIBIÓTICO	DOSE EV NA INDUÇÃO ANESTÉSICA		DOSES SUPLEMENTARES EV DURANTE O PROCEDIMENTO (ADULTOS)	DOSES NO PÓS-OPERATÓRIO, SE INDICADO (ADULTOS)
	Adulto	Pediatria		
Ampicilina	2 g	50 mg/kg	1 g 4/4h	1 g EV 6/6h
Amicacina	15 mg/kg	15 mg/kg	não indicado	15 mg/kg EV 24/24h
Cefazolina	2 g (3 g se peso >120 kg)	30 mg/kg	1 g 4/4h	1 g EV 8/8h
Cefotaxima	1 g	50 mg/kg	1 g 3/3h	1 g 8/8h

Manual para a Prevenção das Infecções Relacionadas à Assistência

ANTIBIÓTICO	DOSE EV NA INDUÇÃO ANESTÉSICA		DOSES SUPLEMENTARES EV DURANTE O PROCEDIMENTO (ADULTOS)	DOSES NO PÓS-OPERATÓRIO, SE INDICADO (ADULTOS)
	Adulto	Pediatria		
Cefoxitina	2 g (3 g se peso >120 kg)	40 mg/Kg	1 g 2/2h	1 g EV 6/6h
Ceftriaxona	2 g	50-75 mg/kg	não indicado	2 g EV 24/24h
Cefuroxima	1,5 g	50 mg/kg	750 mg 4/4h	750 mg EV 6/6h
Ciprofloxacina	400 mg	10 mg/kg	400 mg 12/12h	500 mg VO 12/12h
Clindamicina	900 mg	10 mg/kg	600 mg 6/6h	600 mg VO 8/8h
Gentamicina	240 mg (3-5 mg/kg)	7,5 mg/kg	não indicado	3-5 mg/Kg EV 24/24h
Metronidazol	500 mg	15 mg/kg	500 mg 6/6h	500 mg VO 8/8h
Vancomicina	20 mg/kg	20 mg/kg	15 mg/kg 12/12h	15 mg/kg EV 12/12h

Quadro 2: Antimicrobiano profilático preferencial e duração, segundo procedimento.

CABEÇA E PESCOÇO	ANTIBIÓTICO PREFERENCIAL	PROLONGAMENTO NO PÓS-OPERATÓRIO
Cirurgia limpa sem incisão em mucosa	Não indicado	Não indicado
Cirurgia com lesão de mucosa	Cefazolina	Não indicado
Oncológica limpa	Cefazolina	Não indicado

CABEÇA E PESCOÇO	ANTIBIÓTICO PREFERENCIAL	PROLONGAMENTO NO PÓS-OPERATÓRIO
Oncológica potencialmente contaminada ou contaminada	Cefazolina+metronidazol ou clindamicina	24 horas

ENDOSCOPIA	ANTIBIÓTICO PREFERENCIAL	PROLONGAMENTO NO PÓS-OPERATÓRIO
Endoscopia digestiva alta diagnóstica, inclusive com biópsia	Não indicado	Não indicado
Colonoscopia/sigmoidoscopia, inclusive com biópsia ou polipectomia	Não indicado	Não indicado
CPRE na presença de colangite	Não indicado	Realizar **tratamento**
CPRE sem colangite – com obstrução biliar	Cefoxitina	Não indicado
CPRE sem colangite - com cisto pancreático	Cefoxitina	Não indicado
Dilatação de estenose esofágica ou escleroterapia de varizes em paciente com ascite	Cefoxitina	Não indicado
Gastrostomia endoscópica percutânea	Cefazolina	Não indicado

GASTROINTESTINAL	ANTIBIÓTICO PREFERENCIAL	PROLONGAMENTO NO PÓS-OPERATÓRIO
Apendicectomia não complicada (edematosa ou ulceroflegmonosa)	Cefoxitina ou gentamicina+metronidazol	24 horas. Iniciar tratamento apenas se indicado pela avaliação intraoperatória

GASTROINTESTINAL	ANTIBIÓTICO PREFERENCIAL	PROLONGAMENTO NO PÓS-OPERATÓRIO
Apendicite perfurada, ou presença de abscesso	Iniciar **tratamento** o quanto antes com gentamicina+metronidazol Se risco aumentado de insuficiência renal: ceftriaxona+metronidazol Associar ampicilina apenas se suspeita de enterococo (coleção abdominal ou hemocultura com gram+), ou nova coleção/peritonite no pós-operatório.	Mínimo cinco dias Suspender antibióticos após 72h sem sinais de infecção
Bariátrica, sem manipulação de alças	Cefazolina	24 horas
Bariátrica, com manipulação de alças	Cefoxitina	24 horas
Colecistectomia aberta sem colangite	Cefazolina	Não indicado
Colecistectomia aberta com colangite ou colecistite aguda	Ceftriaxona+metronidazol ou ampicilina+gentamicina+-metronidazol	Manter tratamento até 72h sem sinais sistêmicos de infecção
Colecistectomia laparoscópica - baixo risco	Não indicado	Não indicado
Colecistectomia laparoscópica – alto risco (colangiografia intra-operatória, vazamento de bile, inflamação aguda, icterícia, gravidez, imunossupressão, colocação de prótese)	Cefazolina	24 horas
Colorretal	Cefoxitina	24 horas

ANTIBIOTICOPROFILAXIA PARA PROCEDIMENTOS CIRÚRGICOS E ENDOSCÓPICOS **81**

GASTROINTESTINAL	ANTIBIÓTICO PREFERENCIAL	PROLONGAMENTO NO PÓS-OPERATÓRIO
Esôfago, com incisão na mucosa	Cefoxitina	24 horas
Esôfago, câncer	Cefazolina+metronidazol	4 dias
Gastrectomia/Hérnia de hiato	Cefazolina ou cefoxitina	24 horas
Gastroduodenopancreatectomia sem procedimentos invasivos no pré-operatório	cefoxitina	2-3 dias
Gastroduodenopancreatectomia com procedimentos invasivos no pré-operatório: orientar pela cultura prévia de bile, ou esquema a seguir	Ceftriaxona+metronidazol	Conforme amilase no dreno no 1º PO: • Se < 1000: 3 dias. • Se ≥ 1000: 7 dias.
Gastrostomia	Cefazolina	Não indicado
Hemorroidectomia	Cefoxitina	24 horas
Hepatectomia (hepatocarcinoma, metástases hepáticas)	Cefazolina+metronidazol	48 horas
Hérnia - baixo risco	Não indicado	Não indicado
Hérnia – alto risco (volumosa, duração cirurgia >2h, idade >65 anos, DM, neoplasia, desnutrição, imunossupressão, IMC>30)	Cefazolina	Não indicado
Intestino delgado	Cefoxitina	Não indicado
Laparoscopia diagnóstica	Não indicado	Não indicado
Pâncreas – sem abertura do trato gastrointestinal	Não indicado	Não indicado

GASTROINTESTINAL	ANTIBIÓTICO PREFERENCIAL	PROLONGAMENTO NO PÓS-OPERATÓRIO
Pâncreas – com abertura do trato gastrointestinal	Cefazolina	24 horas
Trauma abdominal ou toracoabdominal, fechado ou penetrante, com ou sem lesão de víscera oca (inclusive cólon).	Cefoxitina	24 horas
GINECOLÓGICO	ANTIBIÓTICO PREFERENCIAL	PROLONGAMENTO NO PÓS-OPERATÓRIO
Cirurgias da mama: nodulectomia, quadrantectomia, mastectomia, cirurgia estética com prótese	Cefazolina	Não indicado
Cirurgia estética da mama sem prótese	Não indicado	Não indicado
Histerectomia abdominal ou vaginal, miomectomia, perineoplastia, cistocele, retocele, uretrocistopexia	Cefazolina	Não indicado
Histeroscopia diagnóstica	Não indicado	Não indicado
Histeroscopia terapêutica	Cefazolina	Não indicado
OBSTÉTRICO	ANTIBIÓTICO PREFERENCIAL	PROLONGAMENTO NO PÓS-OPERATÓRIO
Parto vaginal	Não indicado	Não indicado
Parto vaginal com dequitação manual de placenta ou manipulação intrauterina	Cefazolina	Não indicado
Parto fórcipe	Cefazolina (opcional)	Não indicado
Parto cesáreo	Cefazolina	Não indicado

OBSTÉTRICO	ANTIBIÓTICO PREFERENCIAL	PROLONGAMENTO NO PÓS-OPERATÓRIO
Abortamento – tratamento cirúrgico	Cefazolina	Não indicado
Abortamento infectado	Iniciar **tratamento** com ampicilina+gentamicina+ metronidazol ou clindamicina+gentamicina	Suspender após sete dias de antibiótico e 48h afebril Opção de transição oral: amoxicilina-clavulanato
ORTOPÉDICO	ANTIBIÓTICO PREFERENCIAL	PROLONGAMENTO NO PÓS-OPERATÓRIO
Não colher cultura de urina para rastreamento de bacteriúria assintomática em avaliação pré-operatória de procedimentos ortopédicos. O tratamento de bacteriúria assintomática para prevenção de infecção pós-cirúrgica é indicado exclusivamente para procedimentos urológicos.		
Artroscopia sem implante de prótese	Não indicado	Não indicado
Artroplastia primária	Cefuroxima	24 horas
Revisão de artroplastia	Cefuroxima	5 dias Reavaliar tempo e escolha do antibiótico conforme resultado de cultura e aspecto intraoperatório
Cirurgia limpa eletiva (exceto coluna) sem implante de prótese	Não indicado	Não indicado
Cirurgia limpa com implante de prótese ou material de síntese	Cefazolina	24 horas
Cirurgia de coluna	Cefazolina	24 horas

ORTOPÉDICO	ANTIBIÓTICO PREFERENCIAL	PROLONGAMENTO NO PÓS-OPERATÓRIO
Fratura exposta Tipo I (exposição < 1 cm, baixo grau de contaminação e cominuição, mínima lesão de partes moles)	Cefazolina	24 horas após cobertura cutânea, mínimo 2 dias
Fratura exposta Tipo II (exposição entre 1 e 10 cm, contaminação e cominuição moderadas, sem lesão extensa de partes moles, esmagamento mínimo a moderado)	Clindamicina+gentamicina (substituir gentamicina por ceftriaxona se risco aumentado de nefrotoxicidade)	24 horas após cobertura cutânea, mínimo 5 dias
Fratura exposta Tipo III (exposição > 10 cm, alto grau de contaminação, fraturas cominuídas, graves lesões de partes moles)	Clindamicina+gentamicina (substituir gentamicina por ceftriaxona se risco aumentado de nefrotoxicidade)	24 horas após cobertura cutânea, mínimo 5 dias Reavaliar necessidade de prolongamento do tratamento. Coletar culturas em limpezas cirúrgicas subsequentes
Infecção do sítio cirúrgico ortopédico	Pacientes sem sinais sistêmicos de infecção: iniciar a antibioticoterapia durante a cirurgia de limpeza, imediatamente após a coleta de culturas vancomicina + amicacina ou vancomicina + ciprofloxacina 600 mg, se paciente com risco aumentado para insuficiência renal por aminoglicosídeo	Ajustar a escolha dos antibióticos após resultado das culturas. Tempo de tratamento a depender da topografia (partes moles, óssea ou articular) e da evolução clínica.

OTORRINO	ANTIBIÓTICO PREFERENCIAL	PROLONGAMENTO NO PÓS-OPERATÓRIO
Amigdalectomia, adenoamigdalectomia	Não indicado	Não indicado
Cirurgias endoscópicas de seios paranasais (sinusites crônicas, pólipos/papilomas nasais) Ressecção externa de tumores nasossinusais	Cefazolina	Não indicado
Septoplastia/rinoplastia	Cefazolina	Até retirada do tampão
Laringectomia parcial (pólipos, cistos, nódulos)	Cefazolina	Não indicado
Ouvido – Limpas: estapedectomia	Cefazolina	Não indicado
Ouvido – Potencialmente contaminadas (OMC sem colesteatoma): timpanoplastia, timpanomastoidectomia, mastoidectomia	Cefazolina	Não indicado
Ouvido – Potencialmente contaminadas (OMC com colesteatoma): timpanoplastia, timpanomastoidectomia, mastoidectomia	Ciprofloxacina	Não indicado
PLÁSTICA	ANTIBIÓTICO PREFERENCIAL	PROLONGAMENTO NO PÓS-OPERATÓRIO
Queimados: enxerto, retalho	Escolhido conforme cultura e antibiograma de *swab* colhido no planejamento operatório.	24 horas
Reparadora: craniofacial (congênitas, trauma), microcirurgia, reconstrução de mama	Cefazolina	Não indicado

PLÁSTICA	ANTIBIÓTICO PREFERENCIAL	PROLONGAMENTO NO PÓS-OPERATÓRIO
Mamoplastia com colocação de prótese	Cefazolina	Não indicado
Estéticas sem prótese: abdominoplastia, blefaroplastia, dermolipectomia, lipoaspiração, mamoplastia redutora, otoplastia, ritidoplastia	Opcional: cefazolina	Não indicado

TÓRAX	ANTIBIÓTICO PREFERENCIAL	PROLONGAMENTO NO PÓS-OPERATÓRIO
Biópsia (gânglio, pleura, pulmão, tumor de parede)	Não indicado	Não indicado
Broncoscopia		
Drenagem pleural		
Laringoscopia de suspensão		
Mediastinoscopia		
Mediastinostomia		
Pleuroscopia diagnóstica		
Toracocentese diagnóstica		
Traqueostomia		
Cirurgia redutora de enfisema	Cefazolina	Apenas no intraoperatório, ou no máximo 24 horas
Correção de hérnia/eventração diafragmática		
Correção de *pectus*		
Decorticação pulmonar		
Pericardiectomia		

TÓRAX	ANTIBIÓTICO PREFERENCIAL	PROLONGAMENTO NO PÓS-OPERATÓRIO
Pleuroscopia terapêutica	Cefazolina	Apenas no intraoperatório, ou no máximo 24 horas
Ressecção de: condrite, osteomielite, estenose de traqueia, tumor pleural, tumor de parede		
Ressecção pulmonar (nodulectomia, segmentectomia, lobectomia)		
Toracectomia, toracoplastia		
Toracotomia para acesso à coluna		
Tromboendarterectomia pulmonar		
TRAUMA	**ANTIBIÓTICO PREFERENCIAL**	**PROLONGAMENTO NO PÓS-OPERATÓRIO**
Lavagem peritoneal ou laparoscopia diagnóstica	Não indicado	Não indicado
Lesão vascular	Cefazolina	24 horas
Trauma abdominal ou toracoabdominal, fechado ou penetrante, com ou sem lesão de víscera oca (inclusive cólon)	Cefoxitina	24 horas
Trauma cirúrgico de cabeça e pescoço	Cefazolina	24 horas
Trauma torácico penetrante	Cefazolina	24 horas
Trauma torácico fechado, com dreno	Cefazolina	24 horas
Trauma torácico penetrante com lesão de esôfago e contaminação intensa	Tratamento com clindamicina+ gentamicina	Reavaliação em 7 dias

UROLÓGICO	ANTIBIÓTICO PREFERENCIAL	PROLONGAMENTO NO PÓS-OPERATÓRIO
Tratar bacteriúria assintomática imediatamente antes da realização de procedimentos urológicos. Na eventual impossibilidade de esterilizar a urina antes do procedimento, orientar a antibioticoprofilaxia intraoperatória conforme antibiograma da última urocultura.		
Cirurgias limpas (orquiectomia, postectomia, vasectomia, varicoceletomia)	Não indicado	Não indicado
Biópsia de próstata transretal (obs.: dieta leve no dia anterior e laxante (bisacodil 1 cp) 48 horas antes do procedimento)	Ciprofloxacina 500 mg VO 12h antes da biópsia e 1 g VO 2h antes da biópsia Para pacientes com uso de quinolona nos três últimos meses, associar ceftriaxona 1 g EV na sedação pré- biópsia	Ciprofloxacina 500 mg VO 12 horas após a biópsia
Cirurgia com manipulação do intestino	Preparo intestinal + cefoxitina	24 horas
Cirurgia endourológica ambulatorial (colocação ou troca de *stent*, ureteroscopia diagnóstica ou terapêutica)	Ciprofloxacina 500 mg VO 2 horas antes do procedimento, ou orientar por urocultura se uso recente de quinolona	Não indicado
Cistoscopia e Pielografia retrógrada simples – baixo risco	Não indicado	Não indicado

UROLÓGICO	ANTIBIÓTICO PREFERENCIAL	PROLONGAMENTO NO PÓS-OPERATÓRIO
Cistoscopia e Pielografia retrógrada simples – alto risco	Norfloxacina 400 mg VO 2 horas antes	400 mg VO 12/12h por 24 horas
Estudos urodinâmicos – baixo risco	Não indicado	Não indicado
Estudos urodinâmicos – alto risco	norfloxacina 400 mg VO 2 horas antes	400 mg VO 12/12h por 24 horas
Nefrectomia limpa	cefazolina	não indicado
Nefrectomia infectada	Orientar pela urocultura, ou então ceftriaxona	Tratamento por 7 dias
Nefrolitotomia percutânea (NLPC) (Obs: colher cultura da urina da pelve renal e do cálculo umedecido com pequena quantidade de SF [não imergir em SF pois interfere na positivação da cultura])	Urocultura prévia positiva: conforme antibiograma (iniciar 7 dias antes do procedimento). Urocultura prévia negativa: ceftriaxona	Até a retirada da nefrostomia
Orquiectomia com colocação de prótese	Cefazolina	Não indicado
Prostatectomia aberta	Cefazolina ou ciprofloxacina (ou orientar pela urocultura)	24 horas
Prótese peniana	Cefuroxima ou cefazolina+gentamicina	48 horas

UROLÓGICO	ANTIBIÓTICO PREFERENCIAL	PROLONGAMENTO NO PÓS-OPERATÓRIO
Ressecção transuretral de próstata/bexiga	Cefazolina ou ciprofloxacina (ou orientar pela urocultura)	24 horas
Ureteroscopia (obs.: colher urocultura no procedimento)	Orientar pela urocultura, ou ciprofloxacina 500 mg VO 12h antes e 1 g VO 2h antes da biópsia	Ciprofloxacina 500 mg VO 12h após a biópsia
VASCULAR	ANTIBIÓTICO PREFERENCIAL	PROLONGAMENTO NO PÓS-OPERATÓRIO
Amputação – gangrena seca	Cefoxitina	24 horas
Amputação – gangrena úmida	clindamicina+ciprofloxacina	Pode ser necessário tratamento (avaliar conforme evolução). Adequar conforme culturas.
Embolectomia – baixo risco	Não indicado	Não indicado
Embolectomia – alto risco (extensas, membros inferiores, com alteração neurológica)	Cefazolina	24 horas
Enxerto limpo com prótese vascular	Cefazolina	24 horas
Enxerto limpo com veia autóloga	Cefazolina	24 horas
Fístula arteriovenosa com ou sem prótese	Não indicado	Não indicado
Implante de cateter de longa permanência	Não indicado	Não indicado
Varizes – baixo risco (perfurantes e colaterais)	Não indicado	Não indicado
Varizes – alto risco	Cefazolina	24 horas

VIDEOCIRURGIA	ANTIBIÓTICO PREFERENCIAL	PROLONGAMENTO NO PÓS-OPERATÓRIO
Gastrointestinal	Seguir mesmas recomendações indicadas para cirurgias abertas	
Ginecológica		
Ortopédica		
Torácica		

16

CATETER VENOSO CENTRAL: INSERÇÃO E CUIDADOS

Luciana Inaba Senyer Iida
Isa Rodrigues da Silveira
Valéria Cassettari

Os cateteres centrais de curta permanência, cateteres umbilicais e cateteres centrais de inserção periférica (CCIP) exigem cuidados para prevenção de infecções relacionadas ao seu uso. Essas infecções podem ocorrer por progressão de agentes da pele pelo túnel de inserção, com formação de biofilme, ou por penetração de microrganismos no lúmen do cateter durante a manipulação. Descrevemos as orientações para prevenção dessas duas formas de contaminação.

Cuidados destinados a cateteres de longa permanência (implantados cirurgicamente) não são abordados neste protocolo.

1. PRINCIPAIS INDICAÇÕES

- Acesso periférico indisponível, ou insuficiente.
- Necessidade de monitorização de pressão venosa central.
- Instabilidade hemodinâmica instalada ou previsível.
- Acesso imediato para terapia dialítica.

- Administração de medicamentos que não podem ser administrados por via periférica.
- Administração concomitante de drogas incompatíveis entre si (por meio de cateteres de múltiplos lúmens).

2. OBSERVAÇÕES

- Utilizar cateteres de múltiplos lúmens apenas quando for necessário dispor de mais de uma via.

3. INSTALAÇÃO – TÉCNICA DE SELDINGER (FIO GUIA)

3.1 Material

- Responsável pela preparação do material: Equipe de Enfermagem.
- Material para passagem do cateter (2 insertadores):
    2 gorros
    2 máscaras cirúrgicas
    2 aventais estéreis
    3 luvas cirúrgicas estéreis cirúrgicas (ver tamanho com o profissional insertador)
    4 campos estéreis
    5 pacotes de gaze estéril
    1 pinça de *Cheron*
    1 pacote de curativo cirúrgico (tesoura, pinça *Kocher* e pinça dente de rato)
    1 porta-agulhas
    1 fio com agulha *Mononylon* 3-0
    2 ampolas de soro fisiológico 10 mL
    1 ampola de água destilada
    1 ampola de lidocaína sem vasoconstrictor
    2 seringas de 20 mL
    1 seringa de 5 mL
    2 agulhas: uma verde (30 mm x 0,8 mm) e uma preta (30 mm x 0,7mm);

94 Manual para a Prevenção das Infecções Relacionadas à Assistência

3 ou 2 conectores sem agulha (tipo QSyte®)

1 frasco fechado de Solução de Clorexidina 2% degermante

1 frasco fechado de Solução de Clorexidina alcoólica 2%

Cateter Venoso Central (CVC) com duas ou três vias (*Kit*), conforme necessidade do paciente e solicitação.

3.2 Considerações

- Quando o cateter venoso central for passado por aluno do internato (medicina), o médico assistente deverá entrar junto, em campo, para o procedimento. Se o procedimento for realizado por médico residente, a entrada em campo do médico assistente é opcional.
- Utilizar a técnica de *Seldinger* (fio guia) para colocação do cateter.
- Passagem do cateter deverá ser guiada por referências anatômicas. Dar preferência para uso de ultrassom.
- Utilizar o cateter com o menor número de lúmens necessário. Atentar, porém, para o número de medicações incompatíveis, Nutrição Parenteral Total (NPT) e drogas vasoativas, que demandam cateter com três lúmens.
- Aplicação de *checklist* durante a inserção do CVC (Anexos 1, 2 e 3), a ser realizado por profissional ou residente da equipe médica ou de enfermagem. O aplicador do *checklist* deverá interromper o procedimento mediante qualquer infração à técnica.
- O paciente deverá ser posicionado em posição dorsal. Se não houver contraindicações, colocar o paciente em posição de *Trendelemburg*.
- Realizar degermação do sítio de inserção do cateter com clorexidina degermante 2%, gaze e luvas de procedimento. Após degermação, retirar o produto com água destilada e secar com gaze estéril. Obs.1: Não é necessário estar paramentado com gorro e avental para realizar a degermação. Obs.2: A degermação é obrigatória.
- Os insertadores do cateter deverão higienizar as mãos com água e clorexidina degermante 2% e secar as mãos com compressa estéril.
- Aplicar as medidas de barreira máxima:
- **Paramentação completa de todos os profissionais envolvidos**: gorro e máscara descartáveis, aventais de manga longa e luvas cirúrgicas estéreis.

- **Campos estéreis**: cobrir toda a superfície corporal do paciente com campos estéreis (quatro campos duplos, ao todo). O uso adicional do campo fenestrado é facultativo.
- Preparo amplo da pele por antissepsia com clorexidina alcóolica 2%. Usar pinça de *Cheron* e gaze estéril. Movimentos circulares centrífugos. Esperar secar espontaneamente.
- Sítio de inserção. Para **prevenção de infecção** é recomendado preferir veia subclávia, seguida de jugular, ficando por último a veia femoral - a qual deve ser evitada. Essa ordem só deve ser modificada diante de dificuldades técnicas de uso dos sítios preferenciais de inserção.
- Anestesia local com lidocaína.
- Preencher os lúmens do cateter com solução fisiológica.
- Técnica asséptica durante todo procedimento. Obs.: Não deverão ser colocadas bolsas de soluções (salina, ringer, soro glicosado) sobre os campos esterilizados, visto que as empresas fornecedoras não garantem a esterilidade do invólucro. A solução para o preenchimento dos lúmens deverá ser aspirada de forma asséptica de ampolas de solução fisiológica 0,9%.
- Oclusão da abertura dos lúmens com os conectores sem agulha.
- Fixação do cateter com fio *Mononylon* 3-0. Atentar que a fixação com a borboleta deverá ocorrer no sentido em direção ao orifício de punção, não lateralmente, evitando movimento de entrada e saída do cateter.
- Confirmação do correto posicionamento do cateter através da radiografia. Autorizar o uso do cateter ao enfermeiro do leito.
- Anotar no prontuário: sítio de inserção, posicionamento e intercorrências.
- Curativo deverá ser realizado pela equipe de enfermagem. Utilizar gaze estéril e película transparentes nas primeiras 48 horas. Trocar antes se curativo com sujidade, umidade ou perda da integridade.
- A troca do cateter por fio guia é reservada a cateteres com problemas mecânicos de funcionamento, como obstrução. Obedecerá ao mesmo protocolo de inserção de um novo Cateter Venoso Central (exceto as concernentes à punção).

4. MANUTENÇÃO DO CATETER

1. Proteger curativo, cateter e conexões com plástico ou outro material impermeável durante o banho.
2. Troca de curativo:
   - Higienizar as mãos antes de trocar o curativo.
   - Trocar sempre que estiver úmido, sujo ou solto. Recomendamos em nossa instituição a troca programada a cada 24 horas para os curativos com gaze, e a cada sete dias se película transparente.
   - Para pacientes pediátricos, com alto risco de deslocamento do cateter, o intervalo entre curativos é flexível, sendo possível trocar a película transparente em prazo maior que sete dias, se estiver limpo, seco e íntegro.
   - Em nossa instituição recomendamos utilizar pacote de curativo, com pinças, ou então usar luvas estéreis, e garantir técnica asséptica.
   - Realizar inspeção e antissepsia com clorexidina alcoólica 2% no local de inserção a cada troca de curativo.
3. Fazer antissepsia do *hub* e conectores sem agulha com álcool 70% antes de qualquer manipulação (p. ex.: administrar medicamento) por no mínimo cinco segundos.
4. Aguardar a secagem do álcool 70% nos *hubs* por cinco segundos.
5. Trocar equipos conforme prazos recomendados no Capítulo Rotina de troca de equipos e acessórios de terapia intravenosa, nutrição parenteral e nutrição enteral.
6. Administrar NPP em lúmen único, exclusivo para esse fim. Se utilizado cateter de múltiplos lúmens, reservar para NPP a via mais longa (distal).
7. Reavaliar diariamente a indicação de permanência do cateter e possibilidade de remoção.
8. Retirar o cateter se apresentar secreção ou sinais inflamatórios no sítio de inserção. Na suspeita de infecção sem sinais inflamatórios e sem instabilidade hemodinâmica, é possível tentar preservar o cateter colhendo hemoculturas pareadas (periférica e do cateter, no mesmo momento). Se instabilidade hemodinâmica, ou se confirmada pelas hemoculturas infecção da corrente sanguínea associada ao cateter, sacar o cateter e obter novo acesso, em outro local.

9. Retirar o cateter após término da terapia proposta, ou presença de trombose no membro de acesso, ou obstrução dos lúmens.
10. Cateteres inseridos em situação de emergência ou sem a utilização de barreira máxima devem ser trocados para outro sítio assim que possível, não ultrapassando 48 horas.

5. CATETERES CENTRAIS DE INSERÇÃO PERIFÉRICA (CCIP)

1. Os cuidados para prevenção de IPCS associada à CCIP seguem as mesmas recomendações de cateteres centrais de curta permanência.
2. A inserção do CCIP idealmente deve ser feita por técnica de microintrodução, guiada por ultrassonografia. As veias basílica, cefálica e braquial são as de escolha.
3. Para pacientes pediátricos e neonatais, sítios adicionais podem ser considerados: veias axilares, veia temporal e auricular posterior (cabeça) e veia safena e poplítea (membros inferiores).

6. CATETERES UMBILICAIS

1. Realizar antissepsia do coto e da região periumbilical com solução de clorexidina alcoólica 2% ou clorexidina aquosa 2%. (Atenção ao utilizar clorexidina à base de álcool em recém-nascidos prematuros ou baixo peso ao nascimento, dentro dos primeiros 14 dias de vida, devido ao risco de queimadura química na pele.)
2. Utilizar precauções de barreira máxima no momento da inserção, incluindo uso de gorro, máscara, avental estéril de manga longa, luvas cirúrgicas estéreis e campo ampliado estéril.
3. Escolher um método para estabilização do cateter umbilical arterial e venoso baseado na promoção da integridade da pele, redução de complicações e facilidade de uso.
4. Manter o sítio umbilical limpo e seco.
5. Não utilizar pomada antimicrobiana tópica em sítio umbilical.

6. Remover cateteres umbilicais após o término da terapia proposta, ou se ocorrer alguma complicação, ou sinal de infecção.
7. Limitar o tempo de permanência do cateter umbilical venoso em 14 dias. O risco de infecção aumenta com períodos prolongados de uso.
8. Remover na presença de sinais inflamatórios ou secreção no sítio de inserção. Encaminhar a ponta do cateter para cultura.
9. Remover na instabilidade hemodinâmica e na suspeita de bacteremia associada a cateter. Encaminhar a ponta para cultura. Colher hemoculturas periféricas.

7. TÉCNICA DE COLETA DE PONTA DE CATETER CENTRAL PARA CULTURA

1. Usar um pacote de curativo estéril.
2. Fazer a antissepsia da pele do sítio de inserção do cateter com gaze embebida em álcool 70% ou clorexidina alcoólica 2%.
3. Aguardar 30 a 60 segundos para secagem.
4. Remover o cateter.
5. Com tesoura estéril, cortar 5 cm da extremidade do cateter que estava inserido no paciente, colocando em tubo seco estéril.
6. Enviar ao laboratório em, no máximo, uma hora.

Coleta de hemocultura através do cateter pode ser realizada, porém só tem valor para diagnóstico se for colhida **pareada** com hemocultura periférica. Identificar nas amostras o local de coleta.

Somente encaminhar a ponta para cultura quando o cateter for sacado por suspeita de infecção. **Não enviar** ponta para cultura como rotina para qualquer cateter retirado. A especificidade do exame na ausência de quadro clínico é muito baixa, induzindo a falsas interpretações.

A troca de cateter com fio guia é recomendada quando houver complicações mecânicas, como obstrução, porém para suspeita de infecção associada a cateter é indicada passagem do novo cateter em outro sítio.

CATETER VENOSO CENTRAL: INSERÇÃO E CUIDADOS **99**

ANEXO 1 – *CHECKLIST* – INSERÇÃO DE CATETER VENOSO CENTRAL- UTIA

Check List - Inserção de Cateter Venoso Central - UTIA	Etiqueta do paciente

Data da Inserção:
Insertador: ( ) Médico   ( ) Enfermeiro   ( ) Residente Médico   ( ) Residente Enfermeiro

Tipo de Cateter: ( ) CVC   ( ) CCIP   ( ) Cateter de hemodiálise   ( ) Cateter Swan Ganz   ( ) MCPTV
Tipo de Inserção: ( ) Nova passagem   ( ) Troca com fio guia
Condição: ( ) Eletiva   ( ) Urgência/Emergência
Local da inserção do cateter: ( ) Jugular   ( ) Subclâvia   ( ) Femoral   ( ) MMSS

1. Todo material disponível*	( ) Sim	( ) Sim, com intervenção	Observação _____
2. Degermação da pele do paciente com clorexidina degermante 2%	( ) Sim	( ) Sim, com intervenção	Observação _____
3. Higiene das mãos com clorexidina degermante 2%	( ) Sim	( ) Sim, com intervenção	Observação _____
4. Antissepsia da pele do paciente com clorexidina alcoólica 0,5% e deixou secar ao ar	( ) Sim	( ) Sim, com intervenção	Observação _____
5. Barreira de proteção máxima			
Gorro	( ) Sim	( ) Sim, com intervenção	Observação _____
Máscara	( ) Sim	( ) Sim, com intervenção	Observação _____
Luva estéril	( ) Sim	( ) Sim, com intervenção	Observação _____
Avental estéril	( ) Sim	( ) Sim, com intervenção	Observação _____
Cobertura total do paciente com campo estéril	( ) Sim	( ) Sim, com intervenção	Observação _____
6. Técnica asséptica durante todo procedimento	( ) Sim	( ) Sim, com intervenção	Observação _____
7. Passagem via ultrassom	( ) Sim	( ) Sim, com intervenção	Observação _____
8. Fixação do cateter	( ) Sim	( ) Sim, com intervenção	Observação _____
9. Curativo com técnica estéril (clorexidina alcoólica e cobertura estéril)	( ) Sim	( ) Sim, com intervenção	Observação _____

Cateter inserido seguindo as recomendações 2, 3, 4, e 5: ( ) Sim   ( ) Não

Nome do(s) insertador(res): _____

Aplicador do check list: _____

Carimbo/Assinatura/Nº COREN

100 Manual para a Prevenção das Infecções Relacionadas à Assistência

ANEXO 2 – *CHECK LIST* - INSERÇÃO DE CATETER VENOSO CENTRAL - UTIP E NEONATAL

Check List - Inserção de Cateter Venoso Central - UTIP e Neo	Etiqueta do paciente

Data da Inserção:

Unidade onde foi realizada a passagem: ( ) UTIP   ( ) UTINeo

Insertador: ( ) Médico   ( ) Enfermeiro   ( ) Residente Médico   ( ) Residente Enfermeiro

Tipo de Cateter: ( ) CVC   ( ) CCIP   ( ) Venodissecção   ( ) Umbilical

Tipo de Inserção: ( ) Nova passagem   ( ) Troca com fio guia

Condição: ( ) Eletiva   ( ) Urgência/Emergência

Local da inserção do cateter: ( ) Jugular   ( ) Subclávia   ( ) Femoral   ( ) MMSS   ( ) Umbilical   ( ) Cefálica

1. Analgesia/Sedação prescrita	( ) Sim	( ) Sim, com intervenção	Observação _____
2. Todo material estéril*	( ) Sim	( ) Sim, com intervenção	Observação _____
3. Degermação da pele do paciente com clorexidina degermante 2%	( ) Sim	( ) Sim, com intervenção	Observação _____
4. Higiena das mãos do paciente com clorexidina degermante 2%	( ) Sim	( ) Sim, com intervenção	Observação _____
5. Antissepsia da pele do paciente com clorexidina alcoólica 0,5% e deixou secar ao ar**	( ) Sim	( ) Sim, com intervenção	Observação _____
6. Barreira de proteção máxima			
Gorro	( ) Sim	( ) Sim, com intervenção	Observação _____
Máscara	( ) Sim	( ) Sim, com intervenção	Observação _____
Luva estéril	( ) Sim	( ) Sim, com intervenção	Observação _____
Avental estéril	( ) Sim	( ) Sim, com intervenção	Observação _____
Cobertura total do paciente com campo estéril	( ) Sim	( ) Sim, com intervenção	Observação _____
7. Técnica asséptica durante todo procedimento	( ) Sim	( ) Sim, com intervenção	Observação _____
8. Passagem de ultrassom	( ) Sim	( ) Sim, com intervenção	Observação _____
9. Troca do local de inserção, houve substituição de luvas e higiene das mãos	( ) Sim	( ) Sim, com intervenção	Observação _____
10. Fixação do cateter	( ) Sim	( ) Sim, com intervenção	Observação _____
9. Curativo com técnica estéril (clorexidina alcoólica e cobertura estéril)	( ) Sim	( ) Sim, com intervenção	Observação _____

Cateter inserido seguindo as recomendações 3, 4, 5 e 6: ( ) Sim   ( ) Não

Nome do(s) insertador(res): _____

Aplicador do check list: _____

Carimbo/Assinatura/Nº COREN

CATETER VENOSO CENTRAL: INSERÇÃO E CUIDADOS **101**

ANEXO 3 – *CHECK LIST* – INSERÇÃO DE CATETER VENOSO CENTRAL – CENTRO CIRÚRGICO

Check List - Inserção de Cateter Venoso Central Centro Cirúrgico	Etiqueta do paciente

Data da Inserção:
Insertador: ( ) Médico   ( ) Residente Médico

Tipo de Cateter: ( ) CVC   ( ) Cateter de hemodiálise
Tipo de Inserção: ( ) Nova passagem   ( ) Trocacom fio guia
Condição: ( ) Eletiva   ( ) Urgência/Emergência
Local da inserção do cateter: ( ) Jugular   ( ) Subclávia   ( ) Femoral   ( ) MMSS

1. Todo material disponível*	( ) Sim	( ) Sim, com intervenção	Observação _____
2. Degermação da pele do paciente com clorexidina degermante 2%	( ) Sim	( ) Sim, com intervenção	Observação _____
3. Higiene das mãos com clorexidina degermante 2%	( ) Sim	( ) Sim, com intervenção	Observação _____
4. Antissepsia da pele do paciente com clorexidina alcoólica 0,5% e deixou secar ao ar	( ) Sim	( ) Sim, com intervenção	Observação _____
5. Barreira de proteção máxima			
Gorro	( ) Sim	( ) Sim, com intervenção	Observação _____
Máscara	( ) Sim	( ) Sim, com intervenção	Observação _____
Luva estéril	( ) Sim	( ) Sim, com intervenção	Observação _____
Avental estéril	( ) Sim	( ) Sim, com intervenção	Observação _____
Cobertura total do paciente com campo estéril	( ) Sim	( ) Sim, com intervenção	Observação _____
6. Técnica asséptica durante todo procedimento	( ) Sim	( ) Sim, com intervenção	Observação _____
7. Passagem via ultrassom	( ) Sim	( ) Sim, com intervenção	Observação _____
8. Fixadção do cateter	( ) Sim	( ) Sim, com intervenção	Observação _____
9. Curativo com técnica estéril (clorexidina alcoólica e cobertura estéril)	( ) Sim	( ) Sim, com intervenção	Observação _____

Nome do(s) insertador(res): _____
Carimbo/Assinatura

Aplicador do check list: _____
Carimbo/Assinatura

17

CATETER VESICAL DE DEMORA: INDICAÇÕES INSERÇÃO E CUIDADOS

Isa Rodrigues da Silveira
Martha Rumiko Kayo Hashimoto

1. INTRODUÇÃO

As infecções urinárias associadas a cateteres vesicais de demora (CVD) estão entre as infecções hospitalares mais frequentes, sendo necessário restringir seu uso às situações com real necessidade. Os cuidados com inserção e manutenção do dispositivo também contribuem para reduzir o risco de infecção.

2. OBJETIVOS

- Estabelecer rotinas de indicação e retirada do cateter vesical de demora (CVD).
- Estabelecer cuidados para a inserção e o manuseio dos cateteres vesicais de demora (CVD).

2.1. Indicação de cateter vesical de demora

As indicações de inserção e permanência do uso do CVD são de responsabilidade do médico. Devem estar registradas diariamente na prescrição médica, sendo executadas e checadas pela equipe de enfermagem.

2.2 Lista de indicações aceitáveis para pacientes hospitalizados

- Retenção urinária aguda sem obstrução da saída da urina pela bexiga. Exemplo: retenção urinária relacionada a medicamentos.
- Retenção urinária aguda com obstrução de saída da urina da bexiga causada por diagnóstico não infeccioso ou outro não traumático. Exemplo: exacerbação da hiperplasia prostática.
- Lesão por pressão sacral (em estágio III, IV ou não classificável) ou outras lesões infectadas graves em áreas próximas, quando não houver outra alternativa para evitar o contato com urina. Exemplo: Síndrome de Fournier.
- Risco de instabilidade hemodinâmica ou respiratória devido à mobilização do paciente no leito.
- Imobilidade prolongada restrita – lesões vertebrais instáveis ou fraturas pélvicas, e imobilidade por excesso de peso (> 200 kg).
- Monitoramento preciso da diurese. Exemplos: manejo na instabilidade hemodinâmica, titulação de fluidos de hora em hora, manejo de diuréticos e fluidos intravenosos em paciente com insuficiência cardíaca.
- Coleta de urina de 24h.
- Tratamento da hematúria macroscópica com coágulos na urina.
- Conforto do paciente:
  - Reduzir a dor aguda e intensa por movimentação no leito em pacientes com fraturas não reparadas. Exemplos: fraturas de quadril e de fêmur.
  - Cuidados paliativos em fase final de vida (avaliar os objetivos do uso do CVD com a família).
- Condição clínica em que o cateter vesical intermitente ou coletor externo masculino ("uripen") for difícil, ou o esvaziamento da bexiga foi inadequado. Exemplos: estenose da uretra, lesões no meato.

- Parto cesáreo.
- Pós-operatório, pelo menor tempo possível, com tempo máximo de 24-48 horas (em cirurgias urológicas esse tempo pode ser estendido).

2.3.Considerar medidas alternativas ao CVD

- Cateterismo intermitente.
- Coletor externo masculino ("uripen").
- Cateter vesical de alívio: é possível medir o volume urinário com o uso de *scanner* de bexiga, a fim de medir volume residual e pós-miccional.

2.4.Inserção

- Técnica asséptica.
- Treinamento de enfermeiros e médicos para realizar a cateterização.
- Avaliar calibre do CVD.

2.5.Manutenção dos CVD

- Manter as precauções padrão durante qualquer manuseio da bolsa coletora.
- Manter sistema de drenagem fechado e estéril.
- Manter o fluxo de urina desobstruído.
- Esvaziar a bolsa coletora a cada 6h, ou antes, se o volume atingir 2/3 do enchimento.
- Manter a bolsa coletora abaixo do nível da bexiga.
- Realizar higiene diária do meato urinário com água e sabão. Exemplo: durante o banho ou nas trocas de fraldas.
- Manter fixação adequada do CVD para prevenir lesões, obstrução ou dor.

2.6.Remoção precoce dos CVD é essencial

a) **Enfermagem e demais equipes**
   - Revisar diariamente a necessidade da manutenção do cateter urinário, tanto na evolução clínica, como nas passagens de plantão médico e de

enfermagem, assim como na visita multiprofissional, seguindo a lista de indicações aceitáveis.

- Registrar data de inserção e dia de uso do dispositivo em um impresso. Exemplos: impresso unificado de controle de dispositivos da Unidade de Terapia Intensiva; impresso de controle de volume de drenos e de glicemia nas demais unidades de internação.

b) **Síntese das recomendações para a prevenção de ITU associada a CVD (*Bundle*)**
  - Evitar inserção de cateteres urinários desnecessários.
  - Inserir e manipular utilizando técnica asséptica.
  - Utilizar sistema de drenagem fechado.
  - Rever diariamente a necessidade de manter cateter urinário, garantindo que seja removido o mais breve possível.

3. TÉCNICA DE INSERÇÃO DO CATETER DE DEMORA FEMININO

3.1 Material

- Pacote de cateterismo urinário
- EPI (máscara e avental)
- Luva de procedimento estéril
- Solução antisséptica clorexidina aquosa 2% ou Polivinilpirrolidona Iodo (PVPI) tópico a 10%
- Cateter vesical tipo Foley
- Tubo de lidocaína geleia a 2% lacrado
- Sistema coletor fechado
- 1 seringa de 20 mL bico simples (*Luer slip*);
- 2 agulhas
- 1 ampola de água destilada
- Fita adesiva porosa, ou dispositivo específico de fixação de cateter
- 1 pacote de gaze esterilizada
- 2 bolas de algodão com álcool a 70%
- Material para higiene íntima
- Biombo, se necessário

3.2 Método

- Higienizar as mãos;
- Reunir o material e levar para junto do paciente.
- Explicar o procedimento à paciente e solicitar cooperação.
- Posicionar biombo caso a paciente esteja em enfermaria.
- Proceder a higiene íntima.
- Higienizar as mãos.
- Colocar a paciente em posição: decúbito dorsal, joelhos fletidos e afastados, pés apoiados sobre a cama.
- Vestir os EPIs.
- Abrir o pacote de cateterismo entre as pernas do paciente no sentido diagonal.
- Colocar solução antisséptica na cúpula.
- Abrir o restante de material sobre o campo (gaze, seringa, agulha, cateter e coletor).
- Realizar a desinfecção do lacre do tubo de lidocaína, utilizando algodão e álcool a 70%.
- Perfurar o tubo de lidocaína com agulha estéril.
- Despejar a lidocaína geleia sobre a gaze.
- Calçar as luvas estéreis.
- Solicitar a outro profissional que faça a desinfecção da ampola de água destilada, utilizando algodão e álcool a 70% e abra a mesma.
- Aspirar a água da ampola utilizando a seringa de 20 mL.
- Testar o balão com a capacidade determinada pelo fabricante.
- Conectar o cateter à extensão do coletor.
- Certificar-se de que o *clamp* do coletor está fechado.Lubrificar o cateter cerca de 7cm.
- Realizar a antissepsia da região genital:
  a) Separar os pequenos lábios com o polegar e o indicador da mão não dominante expondo o vestíbulo vaginal.
  b) Visualizar a área do meato uretral.
  c) Manter a mão na posição até a introdução do cateter.

CATETER VESICAL DE DEMORA: INDICAÇÕES INSERÇÃO E CUIDADOS **107**

   d) Com a mão dominante, fazer a antissepsia com as bolas de algodão montadas em pinça na seguinte ordem:
- 1ª e 2ª bolas: meato urinário com movimento circular;
- 3ª e 4ª bolas: meato urinário até vagina;
- 5ª bola: pequeno lábio (lado oposto do executante);
- 6ª bola: pequeno lábio (lado do executante).

– Introduzir o cateter lubrificado pelo meato uretral, após o aparecimento da urina, introduzir mais 3 cm, no caso do não aparecimento da urina, introduzir 20 cm do cateter aproximadamente.

– Checar o fluxo urinário.

– Insuflar o balão com a água destilada, respeitando o volume determinado pelo fabricante.

– Tracionar levemente o cateter até encontrar resistência.

– Fixar o cateter com auxílio de outro profissional na altura da raiz da coxa, entre as faces interna e anterior da coxa, utilizando o meso ou dispositivo de fixação de CVD.

– Fixar a bolsa coletora no leito e abaixo do nível da bexiga em estrutura fixa da cama/maca;

– Abrir o *clamp* do coletor.

– Remover resíduos de lidocaína e antisséptico.

– Deixar a unidade em ordem.

– Retirar as luvas.

– Higienizar as mãos.

– Registrar data, turno e profissional que inseriu o CVD na bolsa coletora.

– Anotar o procedimento realizado, incluindo dados como tipo de calibre do cateter, aspecto e volume da urina drenado.

4. TÉCNICA DE INSERÇÃO DO CATETER DE DEMORA MASCULINO

4.1 Material

– Pacote de cateterismo urinário

– EPI (máscara e avental)

- Luva de procedimento estéril
- Solução antisséptica clorexidina aquosa 2% ou Polivinilpirrolidona Iodo (PVPI) tópico a 10%
- Cateter vesical tipo Foley
- Tubo de lidocaína geleia a 2% lacrado
- Sistema coletor fechado
- 1 seringa de 20 mL bico simples (*Luer slip*)
- 1 seringa de 10 ml bico simples
- 2 agulhas
- 1 ampola de água destilada
- Fita adesiva porosa, ou dispositivo específico de fixação de cateter
- 1 pacote de gaze esterilizada
- 2 bolas de algodão com álcool 70%
- Material para higiene íntima
- Biombo se necessário

4.2 Método

- Higienizar as mãos.
- Reunir o material e levar para junto do paciente.
- Explicar o procedimento ao paciente e solicitar cooperação.
- Posicionar biombo caso o paciente esteja em enfermaria.
- Proceder a higiene íntima.
- Higienizar as mãos.
- Colocar o paciente em decúbito dorsal, pernas estendidas e ligeiramente afastadas.
- Abrir o pacote de cateterismo vesical entre as pernas do paciente no sentido diagonal.
- Colocar solução antisséptica na cúpula.
- Abrir o restante do material sobre o campo (gaze, seringas, agulha, cateter e coletor).
- Calçar luva estéril.

CATETER VESICAL DE DEMORA: INDICAÇÕES INSERÇÃO E CUIDADOS **109**

- Solicitar ao outro profissional que faça a desinfecção da ampola de água destilada com algodão e álcool a 70%, abrindo-a a seguir.
- Aspirar a água da ampola utilizando a seringa 20 mL.
- Testar o balão com a capacidade determinada pelo fabricante.
- Conectar o cateter à extensão do coletor.
- Certificar-se de que o *clamp* do coletor está fechado.
- Solicitar a outro profissional que faça a desinfecção do lacre do tubo de lidocaína geleia, utilizando algodão e álcool a 70%, perfure-o com agulha.
- Retirar o êmbolo da seringa de 10 mL e solicitar à outra pessoa que coloque aproximadamente 10 ml de lidocaína geleia no corpo da seringa.
- Recolocar o êmbolo no corpo da seringa (não há necessidade de retirar o ar da seringa).
- Dispor o material sobre o campo de forma a facilitar o trabalho.
- Realizar a antissepsia da região genital:
  a) Segurar o pênis num ângulo de 60º a 90º ao corpo com auxílio de uma gaze, afastando o prepúcio (com a mão não dominante);
  b) Mantê-lo nesta posição durante todo o procedimento;
  c) Fazer antissepsia com bolas de algodão montadas em pinça (com a mão dominante) na seguinte ordem:
     - 1ª bola: proceder a antissepsia do meato urinário com movimento circular.
     - 2ª a 5ª bolas: proceder a antissepsia da glande iniciando do meato urinário até a prega do prepúcio.
     - 6ª bola: proceder a antissepsia da prega do prepúcio com movimento circular.
- Introduzir a lidocaína pelo meato urinário, mantendo o bico da seringa firmemente acoplado a ele até a introdução do cateter.
- Introduzir o cateter cuidadosamente, caso sinta resistência, aumentar levemente a tração sobre o pênis e aplicar uma pressão suave e contínua sobre o cateter.
- Introduzir o cateter até a sua bifurcação ("Y").
- Checar o fluxo urinário.
- Insuflar o balão com a água, respeitando o volume determinado pelo fabricante.

- Tracionar levemente o cateter até encontrar resistência.
- Reposicionar o prepúcio sobre a glande.
- Fixar o cateter com auxílio de outro profissional na linha inguinal ou na região hipogástrica, diminuindo o ângulo peniano-escrotal e evitando a tração do pênis, usando o meso ou o dispositivo de fixação de CVD.
- Fixar a bolsa coletora no leito e abaixo do nível da bexiga em estrutura fixa da cama/maca.
- Abrir o *clamp* do coletor.
- Remover resíduos de lidocaína e antisséptico.
- Deixar a unidade em ordem.
- Retirar as luvas.
- Higienizar as mãos.
- Registrar data e hora da passagem na bolsa coletora.
- Anotar o procedimento realizado, incluindo dados como: tipo de calibre do cateter, aspecto e volume da urina drenada.

4.3 Observações

- Números comuns de cateteres utilizados em adultos: Folley French 16 e 18, Uretral French 10 a 12, demais numerações conforme avaliação do enfermeiro ou prescrição médica.
- O procedimento deve ser realizado em dupla.
- Na utilização do PVPI, aguardar dois minutos a partir da primeira bola de algodão para sua ação.
- Caso não haja retorno de urina, após introdução do cateter, solicitar a outro profissional para:
    - clampear a extensão próximo a válvula coletora de urina;
    - adaptar seringa de 10 mL bico simples na válvula coletora;
    - proceder a aspiração até o retorno da urina;
    - caso persista sem retorno de urina, não insuflar o balão e refazer o procedimento.
- No caso de retirada de cateter, utilizar luva de procedimento e seringa de 20 mL bico simples (*Luer slip*) para esvaziamento do balão, e tracionar o cateter.

5. TÉCNICA DO CATETERISMO URINÁRIO DE ALÍVIO

- A técnica do procedimento será a mesma utilizada para a cateterização de demora, usando cateter uretral; o material também será o mesmo, porém não será necessário o dispositivo para insuflar o balão.
- Após a inserção do cateter, deixar a urina drenar na cuba rim.
- Fechar o cateter com a pinça.
- Retirar o cateter delicadamente.

6. COLETA DE URINA EM PACIENTE COM CVD

- A urocultura deve ser obtida do cateter recém-inserido antes do início da terapia antimicrobiana.
- Em pacientes com CVD realizar a técnica asséptica utilizando luvas de procedimentos e coleta da válvula coletora existente na extensão da bolsa.
- Antes de coletar a urina, pinçar a extensão da bolsa coletora para manter um volume adequado na extensão para a coleta da urina;
- Não coletar urina para urocultura de pacientes com CVD de uso crônico. Nesse caso, é necessária nova cateterização.

6.1 Técnica para coleta de urina do CVD

- Higienizar as mãos;
- 1 par de luvas de procedimento;
- 1 seringa de 20 mL bico simples (*Luer slip*);
- 1 pote estéril para coleta da urina;
- Coletar a urina da válvula coletora com uma seringa estéril e desprezar o conteúdo em um frasco de coleta de urina estéril;
- Descartar as luvas;
- Higienizar as mãos.

7. RECOMENDAÇÕES DE TROCA DO CVD

Trocar todo o sistema (cateter e bolsa coletora) nas seguintes situações:

- Obstrução do cateter ou do tubo coletor.
- Contaminação do sistema fechado por quebra da técnica asséptica ou vazamento.
- Quando houver desconexão acidental do sistema fechado.
- Piúria macroscópica em grande volume (pelo risco de obstrução).
- Troca periódica em prazo indicado pelo fabricante, para paciente em uso crônico.

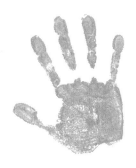

DIAGNÓSTICO DE INFECÇÕES HOSPITALARES E USO DE ANTIMICROBIANOS

18

COLETA DE HEMOCULTURA

Luciana Inaba Senyer Iida
Isa Rodrigues da Silveira
Valéria Cassettari

A sensibilidade, especificidade e interpretação do resultado da hemocultura dependem da correta indicação clínica, do volume de sangue colhido e da técnica de assepsia durante a coleta. Falhas de antissepsia na coleta geram contaminações das amostras e comprometem o tratamento adequado do paciente.

1. NÚMERO DE AMOSTRAS

- Realizar **duas ou três coletas** de hemocultura, para otimizar a chance de recuperação do agente. Não há benefício em mais de três coletas. Para recém-nascidos, são recomendadas duas coletas. Todos os balões coletados em uma mesma punção são considerados uma mesma hemocultura.
- É recomendável colher o frasco anaeróbio mesmo se não houver suspeita de infecção por anaeróbios, pois esse frasco aumenta a chance de recuperação de agentes aeróbios facultativos. Portanto, para adultos uma hemocultura é tipicamente composta de um frasco para aeróbios e um para anaeróbios. Para crianças, o balão anaeróbio pode ser dispensado para evitar a espoliação.

- Coletar frasco para fungo/micobactéria apenas se houver suspeita destes agentes específicos.

2. MOMENTO DA COLETA

Colher preferencialmente todas as amostras **antes de iniciar o antibiótico** empírico, ainda que as coletas precisem ser feitas em curto intervalo de tempo (p. ex.: 30-60 minutos), ou até consecutivamente. Não é preciso esperar episódio febril, pois não aumenta a chance de recuperação do agente.

3. VOLUME DE SANGUE

Colher **o maior volume possível, até o máximo indicado no frasco**, conforme Quadro a seguir. A coleta do volume máximo indicado aumenta a chance de positivação. Para crianças, o volume de sangue é menor, e deve ser utilizado o frasco específico para pediatria.

FRASCO	TIPO	VOLUME DE SANGUE
Borda cinza e lacre rosa (Bactec PEDS PLUS/F)	Aeróbio pediátrico	1 – 3 mL
Borda azul e lacre cinza (Bactec PLUS+Aerobic/F)	Aeróbio	8 – 10 mL
Borda dourada e lacre laranja (Bactec PLUS+Anaerobic/F)	Anaeróbio	8 – 10 mL
Borda vermelha e lacre cinza (Bactec Myco/F Lytic)	Micobactérias / fungos	1 – 5 mL

3.1 Material

- Garrote
- Bolas de algodão
- 1 pacote de gaze estéril

COLETA DE HEMOCULTURA **117**

- Clorexidina alcoólica 2%
- Álcool a 70%
- Frascos de hemocultura conforme solicitação médica
- 1 seringa 20 mL
- 1 agulha 30X8
- Cateter agulhado (tipo scalp®)
- Curativo adesivo (tipo blood stop®);
- 1 par de luvas de procedimento (não estéril)

3.2 Técnica de coleta

A técnica correta é **extremamente importante para evitar a contaminação** da amostra por agentes presentes na pele. Sempre higienizar as mãos antes de executar o procedimento, e fazer antissepsia rigorosa da pele do paciente.

1. Escolher o melhor local da punção venosa, colocando o garrote e avaliando por palpação a veia escolhida.
2. Soltar o garrote.
3. Higienizar as mãos.
4. Retirar o lacre do frasco de hemocultura e desinfetar a tampa de borracha com algodão embebido em álcool 70%.
5. Abrir os pacotes de gaze, seringa e agulha. Embeber a gaze com clorexidina alcoólica 2%.
6. Vestir as luvas de procedimento.
7. Fazer antissepsia rigorosa, com gaze embebida com clorexidina alcoólica 2%, no local pretendido de punção e friccionar a pele em movimentos circulares de dentro para fora a partir do ponto a ser puncionado, esperar secar por 30 segundos e repetir o procedimento com nova gaze.
8. Colocar novamente o garrote.
9. Puncionar a veia **sem tocar diretamente o local da punção**. Se houver suspeita de contaminação da área, repetir a antissepsia antes de puncionar.
10. Soltar o garrote e coletar o volume necessário de sangue.
11. Ao retirar o cateter agulhado, fazer compressão local com algodão seco, sem flexionar o braço.

12. Trocar o cateter acoplado à seringa por agulha 30x8.
13. Transferir o sangue coletado para os frascos identificados, seguindo a sequência: frasco aeróbio, anaeróbio e fungos, sem trocar a agulha.
14. Recolher o material e descartar os perfurocortantes na caixa específica.
15. Retirar a luva.
16. Higienizar as mãos.

4. HEMOCULTURA COLHIDA DE CATETER CENTRAL

- A hemocultura colhida de cateter apresenta alta taxa de contaminação externa (cerca de 10%) e não tem valor diagnóstico se colhida isoladamente. Portanto, deve ser **sempre pareada com hemocultura periférica**, para avaliar a necessidade de retirada do cateter.
- É sugerido o diagnóstico de infecção da corrente sanguínea relacionada a cateter quando ambas as amostras positivarem para o mesmo agente, com crescimento na hemocultura de cateter pelo menos 120 minutos antes do crescimento observado na periférica.

4.1 Técnica de coleta

Seguir mesmos princípios de antissepsia da coleta de hemocultura periférica, com as seguintes particularidades:

1. Desinfetar com álcool 70% a extremidade do cateter antes de realizar a coleta.
2. Colher no **mesmo momento** uma hemocultura periférica com **igual volume** de sangue, pois a interpretação dependerá da comparação entre o tempo de positivação das duas amostras.
3. Identificar adequadamente qual é a amostra periférica, e qual é a do cateter.

Observação: não é necessário descartar o volume inicial de sangue nem lavar o acesso com solução salina antes de colher a amostra para hemocultura por cateter.

19

DIAGNÓSTICO E TRATAMENTO DE INFECÇÃO ASSOCIADA A CATETER CENTRAL DE CURTA PERMANÊNCIA

Valéria Cassettari
Isa Rodrigues da Silveira
Luciana Inaba Senyer Iida

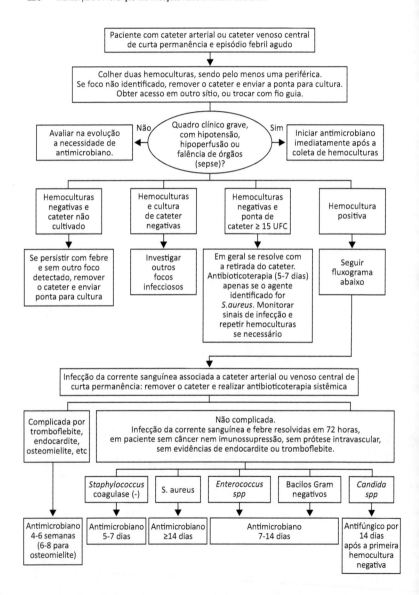

20

INDICAÇÕES DE TRATAMENTO DE BACTERIÚRIA ASSINTOMÁTICA

Valéria Cassettari
Isa Rodrigues da Silveira
Luciana Inaba Senyer Iida

1. INTRODUÇÃO

A colonização da urina por bactérias ou fungos costuma ocorrer poucos dias após a instalação da sonda vesical de demora, sem causar sintomas e não representando condição patológica. A bacteriúria assintomática também pode ocorrer em pacientes não sondados, sendo muito frequente em idosos. Portanto, a urocultura positiva só deve ser interpretada e tratada como infecção urinária se os sinais, sintomas e evolução clínica desses pacientes indicarem esse diagnóstico.

2. INDICAÇÕES DE TRATAMENTO

1. O uso de antimicrobianos para eliminar a bacteriúria assintomática é indicado exclusivamente nas seguintes situações:

122 Manual para a Prevenção das Infecções Relacionadas à Assistência

- Pré-operatório de procedimento urológico (nos dias que antecedem imediatamente o procedimento).
- Gestação.
- Receptores de transplante renal: se cirurgia há mais de um mês, não se recomendam rastreamento ou tratamento. Se cirurgia há menos de 1 mês, não há evidências suficientes para recomendar ou contraindicar rastreamento ou tratamento.

Nas situações listadas acima, utilizar sempre o antimicrobiano de menor espectro, por 4 a 7 dias, guiado pelo antibiograma,

1. **É contraindicado colher urocultura na rotina pré-operatória de cirurgias não urológicas.**

Se eventualmente for detectada bacteriúria ou candidúria assintomáticas em exames pré operatórios de cirurgia não urológica, não se devem introduzir antimicrobianos, pois não há benefício, além de aumentar o risco de complicações para o paciente, como colite pseudomembranosa e resistência antimicrobiana.

3. INDICAÇÕES DE REMOÇÃO DA SONDA VESICAL

A sonda vesical de demora deve ser removida, ou substituída, nas seguintes situações:

- Infecção urinária com piúria macroscópica
- Infecção urinária fúngica
- Candidúria assintomática em pacientes de risco (pré- procedimento urológico, gestação). Nestes casos, repetir a cultura após a troca, e tratar com antifúngico se a candidúria persistir.

Observação: é importante ressaltar que equinocandinas e anfotericinas lipídicas não servem para o tratamento, pois não atingem concentração adequada na urina. Para espécies sensíveis de *Candida spp*, utilizar fluconazol 200 mg (primeiro dia) seguido de 100 mg por 7-14 dias, conforme a clínica. Para espécies resistentes (especialmente *C. glabrata* e *C. krusei*) existem as seguintes opções:

1. Anfotericina B 0,3 mg/kg/d EV por 1-7-dias
2. Anfotericina B irrigação vesical por 1-2 dias (anfotericina B deoxicolato 50 mg diluído em 1 L de água destilada estéril, correr 42 mL/h em sonda de tripla via)

21

ANTIBIÓTICOS PARA PREVENÇÃO E TRATAMENTO DE INFECÇÃO DO SÍTIO CIRÚRGICO ORTOPÉDICO

Valéria Cassettari

1. INDICAÇÕES DE ANTIBIÓTICO PROFILÁTICO

PROCEDIMENTO	ANTIMICROBIANO PREFERENCIAL	PROLONGAMENTO NO PÓS-OPERATÓRIO
Artroscopia sem implante de prótese	Não indicado antibiótico profilático	Não indicado antibiótico profilático
Artroplastia primária	Cefuroxima	24 horas
Revisão de artroplastia	Cefuroxima	5 dias Reavaliar tempo e escolha do antibiótico conforme resultado de cultura e aspecto intraoperatório
Cirurgia limpa eletiva (exceto coluna) sem implante de prótese	Não indicado antibiótico profilático	Não indicado antibiótico profilático

ANTIBIÓTICOS PARA PREVENÇÃO E TRATAMENTO DE INFECÇÃO DO SÍTIO CIRÚRGICO ORTOPÉDICO **125**

PROCEDIMENTO	ANTIMICROBIANO PREFERENCIAL	PROLONGAMENTO NO PÓS-OPERATÓRIO
Cirurgia limpa com implante de prótese ou material de síntese	Cefazolina	24 horas
Cirurgia de coluna	Cefazolina	24 horas
Fratura exposta Tipo I (exposição < 1 cm, baixo grau de contaminação e cominuição, mínima lesão de partes moles)	Cefazolina	24 horas após cobertura cutânea, mínimo dois dias
Fratura exposta Tipo II (exposição entre 1 e 10 cm, contaminação e cominuição moderadas, sem lesão extensa de partes moles, esmagamento mínimo a moderado)	Clindamicina + gentamicina (substituir gentamicina por ceftriaxona se paciente com risco aumentado para lesão renal aguda)	24 horas após cobertura cutânea, mínimo cinco dias
Fratura exposta Tipo III (exposição > 10 cm, alto grau de contaminação, fraturas cominuídas, graves lesões de partes moles)	Clindamicina + gentamicina (substituir gentamicina por ceftriaxona se paciente com risco para lesão renal aguda)	24 horas após cobertura cutânea, mínimo cinco dias Reavaliar necessidade de prolongar o tratamento. Coletar culturas em limpezas cirúrgicas subsequentes

2. POSOLOGIA DE ANTIMICROBIANOS PARA PROFILAXIA CIRÚRGICA

ANTIMICRO-BIANO	DOSE EV NA INDUÇÃO ANESTÉSICA		DOSES SUPLE-MENTARES EV DURANTE O PROCEDIMENTO (ADULTOS)	DOSES NO PÓS--OPERATÓRIO, SE INDICADO (ADULTOS)
	Adulto	Pediatria		
Cefazolina	2 g (3 g se peso >120 Kg)	30 mg/kg	1 g 4/4h	1g EV 8/8h
Ceftriaxona	2 g	50-75 mg/kg	Não indicado	1 g EV 12/12h
Cefuroxima	1,5 g	50 mg/kg	750 mg 4/4h	750 mg EV 6/6h
Clindamicina	900 mg	10 mg/kg	600 mg 6/6h	600 mg EV 6/6h ou 600 mg VO 8/8h
Gentamicina	240 mg	7,5 mg/kg	Não indicado	3-5 mg/kg EV 24/24h

3. CONDUTA AO IDENTIFICAR INFECÇÃO DO SÍTIO CIRÚRGICO ORTOPÉDICO

Ao identificar infecção do sítio cirúrgico ortopédico com necessidade de limpeza, a cirurgia deve ser realizada em caráter de **urgência.**

1) **Quando iniciar o antibiótico**
- Os antibióticos devem ser iniciados imediatamente após a coleta de material durante procedimento cirúrgico de limpeza da infecção. O início do antibiótico antes da abordagem cirúrgica dificulta a recuperação do agente em cultura, portanto só deve ser feito se houver manifestações clínicas sistêmicas da infecção, como febre e taquicardia, ou progressão rápida e intensa da inflamação local.
- Manter sem antibiótico antes da limpeza cirúrgica quando os sinais de infecção forem exclusivamente locais (calor, hiperemia, dor, edema, secreção).
- Administrar a primeira dose do antibiótico logo após colher o material para cultura.

- Se a cirurgia não for realizada em urgência, mas houver coleção puncionável, colher esse material com técnica asséptica, e enviar para cultura, antecipando a identificação do agente.

2) **Escolha do antibiótico**

A escolha do antibiótico empírico deve ser dirigida para a epidemiologia local. Estão listadas no Quadro a seguir as bactérias identificadas nas infecções do sítio cirúrgico ortopédico no HU-USP em 2022-2023, com o respectivo padrão de sensibilidade aos antibióticos. O agente mais prevalente foi *S. aureus*, mas o conjunto dos Gram negativos correspondeu à maior parte dos agentes identificados.

Com base nesses dados, o melhor tratamento inicial empírico para as infecções do sítio cirúrgico ortopédico no HU-USP é a associação de **vancomicina + amicacina**. Para pacientes com risco elevado de lesão renal aguda, a amicacina deve ser substituída por ciprofloxacina em posologia incluindo cobertura de *P.aeruginosa* (600 mg EV 12/12h ou 400 mg EV 8/8h). Como opção, a vancomicina pode ser substituída por teicoplanina.

Ajustar o tratamento após os resultados das culturas, visando ao menor espectro e a menor toxicidade, e opções de tratamento oral, ou administração injetável em caráter ambulatorial, quando necessário.

4. POSOLOGIA DE ANTIMICROBIANOS UTILIZADOS PARA TRATAMENTO INICIAL EMPÍRICO

ANTIMI-CROBIANO	POSOLOGIA	PRECISA DE AJUSTE NA DISFUNÇÃO RENAL?
Vancomicina	Ver Tabela específica de vancomicina (a seguir)	Sim
Amicacina	15 mg/kg EV uma vez ao dia	Sim
Ciprofloxacina	400 mg EV 8/8h (ou 500 mg VO 8/8h)	Sim
Teicoplanina	6 mg/kg EV uma vez ao dia (partes moles) ou 12 mg/kg uma vez ao dia (osteomielite) (obs,: as três primeiras doses devem ser administradas de 12/12h)	Sim

5. BACTÉRIAS IDENTIFICADAS NAS INFECÇÕES DO SÍTIO CIRÚRGICO ORTOPÉDICO. HU-USP, 2022-2023

agente	tipo IH	espécie	tigeciclina	ceftazidima-avibactam	polimixina B	cefepima	ceftazidima	ceftriaxona	ciprofloxacina	piperacilina/tazobactam	ertapenem	meropenem	amicacina	gentamicina	TMP/STX	levofloxacina	oxacilina	clindamicina	rifampicina	teicoplanina	vancomicina	linezolida	ampicilina	penicilina G
Gram negativos	artrite	C. freundii				S	S	S	S	S	S	S	S	S										
	profunda (partes moles)	E. cloacae				S	S	S	S	S	S	S	S	S										
	artrite	E. clocae				S	S	S	S	S	S	S	S	S										
	osteomielite	E. coli				S	S	S	S	S	S	S	S	S										
	osteomielite	E. coli				S	S	S	S	S	S	S	S	S										
	osteomielite	E. coli				S	S	S	S	S	S	S	S	S										
	osteomielite	K. oxytoca				S	S	S	S	S	S	S	S	S										
	osteomielite	Klebsiella aerogenes				S	S	S	S	S	S	S	S	S										
	profunda (partes moles)	Lecrercia adecarboxylata				S	S	S	S	S	S	S	S	S										
	osteomielite	S. marcescens				S	S	S	S		S	S	S	S										
	osteomielite	S. marcescens				S	S	S	S		S	S	S	S										
	profunda (partes moles)	S. marcescens				S	S	S	S		S	S	S	S										
	osteomielite	S. marcescens				S	S	S	S		S	S	S	S										
	osteomielite	S. marcescens				S	S	S	S		S	S	S	S										
	osteomielite	P. aeruginosa				I	I		I	I		S	S											
	osteomielite	P. aeruginosa				I	I		I	I		S	S											
	osteomielite	P. aeruginosa				I	I		I	I		S	S											
	osteomielite	P. aeruginosa				I	I		I	I		S	S											
	osteomielite	P. aeruginosa				I	I		I	I		S	S											
	osteomielite	P. aeruginosa				I	I		I	I		S	S											
	profunda (partes moles)	P. aeruginosa				I	I		I	I		S	S											
	osteomielite	P. aeruginosa				R	I		I	I		S	S											
	profunda (partes moles)	E. coli				I	S	R	S	R	S	S	S	S										
	profunda (partes moles)	K. pneumoniae				I	I	R	S	R	S	S	S	S										
	osteomielite	E. cloacae				I	R	R	S	R	S	S	S	S										
	osteomielite	E. cloacae				I	R	R	S	R	S	S	S											
	osteomielite	E. coli				I	R	R	S	S	S	S	R											
	profunda (partes moles)	E. coli				I	S	R	R	S	S	S	R	R										
	profunda (partes moles)	E. cloacae				R	R	R	R	R	S	S	R	R										
	artrite	K. pneumoniae	S	R	S	R	R	R	R	R	R	R	S	S										
	osteomielite	K. pneumoniae	S	S	S	R	R	R	R	R	R	R	S	R										
	profunda (partes moles)	K. pneumoniae	I	S	S	R	R	R	R	R		R	R	R										
Gram positivos	osteomielite	S. aureus												S	S		S	S	S	S	S	S		
	osteomielite	S. aureus												S	S	I	S	S	S	S	S	S		
	osteomielite	S. aureus												S	S	I	S	S	S	S	S	S		
	osteomielite	S. aureus												S	R	R	S	S	S	S	S	S		
	osteomielite	S. aureus												S	S	I	S	R	S	S	S	S		
	osteomielite	S. aureus												S	S	S	R	S	S	S	S	S		
	osteomielite	S. aureus												S	S	I	R	S	S	S	S	S		
	osteomielite	S. aureus												S	S	R	S	S	S	S	S	S		
	osteomielite	S. aureus												S	S	R	R	S	S	S	S	S		
	osteomielite	S. aureus												S	S	I	R	R	S	S	S	S		
	osteomielite	S. epidermidis												S	S	R	R	S	S	S	S	S		
	osteomielite	Staphylococcus haemolyticus												R	R	R	R	R	R	S	S	S		
	osteomielite	E. faecalis																		S	S	S	S	
	osteomielite	E. faecalis																		S	S	S	S	
	osteomielite	E. faecalis																		S	S	S	S	
	osteomielite	E. faecalis																		S	S	S	S	
	osteomielite	E. faecalis																		S	S	S	S	
	profunda (partes moles)	E. faecalis																		S	S	S	R	
	osteomielite	E. faecalis																		S	S		S	
	osteomielite	Streptococcus anginosus						S										S			S			S
	osteomielite	Streptococcus ß hemolítico Grupo G						S										S			S			S
	artrite	Streptococcus ß hemolítico Grupo G						S										R			S			S
	osteomielite	Streptococcus viridans						S										R		S	S		S	S

ANTIBIÓTICOS PARA PREVENÇÃO E TRATAMENTO DE INFECÇÃO DO SÍTIO CIRÚRGICO ORTOPÉDICO **129**

6. VANCOMICINA

A posologia inicial da vancomicina é determinada pelo peso e *clearance* de creatinina, conforme a tabela abaixo.

CLEARANCE DE CREATININA	POSOLOGIA INICIAL DE VANCOMICINA EV POR FAIXA DE PESO				COLETA DA 1ª VANCOCINEMIA
	50 – 60 KG	60 – 79 KG	80 – 90 KG	91 – 100 KG	
> 100 mL/min	1000 mg 12/12h	1000 mg 12/12h	1250 mg 12/12h	1000 mg 8/8h	1h antes da 4ª dose
50 – 100 mL/min	1000 mg 12/12h	1000 mg 12/12h	1250 mg 12/12h	1250 mg 12/12h	1h antes da 4ª dose
20 – 49 mL/min	750 mg 24/24h	1000 mg 24/24h	1250 mg 24/24h	1250 mg 24/24h	1h antes da 3ª dose
< 20 mL/min	750 mg 48/48h	1000 mg 48/48h	1250 mg 48/48h	1250 mg 48/48h	1h antes da 2ª dose
	Em pacientes não dialíticos, fazer dose inicial e repetir dose somente se vancocinemia ≤ 20mcg/ml. **Em pacientes dialíticos,** fazer dose inicial e manter metade desta dose após cada sessão de hemodiálise, acompanhando vancocinemia.				

*ClCr baseado na fórmula de *Cockcroft–Gault:*
Clearance creatinina (ml/min) = (140-idade) x peso / (72 x creatinina). Sexo fem. = *clearance* x 0,85
Pacientes com peso > 100 kg: a dose de 15 mg/kg não deve exceder 2 g/dose e 4 g/dia.
Conforme os resultados de vancocinemia e creatinina no decorrer do tratamento, o Serviço de Farmácia Clínica realizará recomendações de ajuste da posologia, se for necessário.

22

DADOS LOCAIS DE SENSIBILIDADE BACTERIANA

Valéria Cassettari

- As informações sobre o padrão local de sensibilidade bacteriana das infecções hospitalares contribuem para maior acerto do tratamento inicial empírico dessas infecções.
- Também contribuem para evitar uso empírico excessivo de antibióticos de largo espectro, ajudando a prevenir a disseminação da multirresistência na instituição.
- O padrão de sensibilidade varia de uma instituição para outra, varia entre os diferentes setores de internação na mesma instituição, e também varia numa mesma unidade de internação ao longo do tempo. Assim, as informações devem ser analisadas separadamente para cada área do hospital, e os dados devem ser atualizados periodicamente.
- No Hospital Universitário da USP, a CCIH reporta anualmente à equipe assistencial os dados de sensibilidade bacteriana das infecções hospitalares através de tabelas, conforme exemplificado a seguir.
- **Observações:**
1. Esses dados não devem ser usados para orientar tratamentos em outras instituições, pois refletem apenas a realidade local.
2. Em 2022 ocorreu a transição da metodologia CLSI para BrCAST no HU-USP. Assim, a interpretação de "I" sofreu alteração durante o período analisado nas tabelas, bem como os antibióticos testados.

DADOS LOCAIS DE SENSIBILIDADE BACTERIANA **131**

1. AGENTES IDENTIFICADOS NAS INFECÇÕES HOSPITALARES RESPIRATÓRIAS. UTI ADULTO, HU-USP, 2022-2023

agente	foco	material	espécie	ceftazidima-avibactam	polimixina B	ceftazidima	cefepima	piperacilina-tazobactam	ciprofloxacina	meropenem	amicacina	gentamicina	TMP/STX	clindamicina	oxacilina	vancomicina	teicoplanina	linezolida	levofloxacina	penicilina	ampicilina
Gram negativo	PAVM	S. traqueal (quantitativa)	*H. influenzae*						S			R									
	PAVM	S. traqueal (quantitativa)	*Acinetobacter junii*						I	S		S	S								
	trato respiratório inferior	liquido pleural	*K. aerogenes*			S	S		S	S	S	S									
	trato respiratório inferior	S. traqueal (quantitativa)	*P. aeruginosa*			S	S	S	S	S	S	S									
	pneumonia (sem VM)	S. traqueal (quantitativa)	*K. aerogenes*			S	S	S	S	S	S	S									
	PAVM	S. traqueal (quantitativa)	*K. aerogenes*			S	S	S	S	S	S	S									
	PAVM	LBA	*E. cloacae*			S	S	S	S	S	S	S									
	PAVM	S. traqueal (quantitativa)	*K. oxytoca*			S	S	S	S	S	S	S									
	PAVM	S. traqueal (quantitativa)	*E. coli*			S	S	S	S	S	S	S									
	PAVM	S. traqueal (quantitativa)	*E. coli*			I	I	S	S	S	S	S									
	PAVM	S. traqueal (quantitativa)	*P. aeruginosa*			I	I	I	I	S	S										
	pneumonia (sem VM)	sangue	*P. aeruginosa*			I	I	I	I	S	S										
	pneumonia (sem VM)	S. traqueal (quantitativa)	*P. aeruginosa*			I	I	I	I	S	S										
	PAVM	S. traqueal (quantitativa)	*P. aeruginosa*	S	S	S	S	S	R	S	S	S									
	PAVM	S. traqueal (quantitativa)	*E. coli*			S	S	S	R		S	S									
	trato respiratório inferior	S. traqueal (quantitativa)	*E. coli*			S	S	S	R	S	S	S									
	pneumonia (sem VM)	sangue	*E. coli*			R	R	S	R	S	S	S									
	trato respiratório inferior	S. traqueal (quantitativa)	*P. mirabilis*			S	R	S	R	S	S	R									
	PAVM	sangue	*P. aeruginosa*			I	I	R	I	S	S										
	PAVM	S. traqueal (quantitativa)	*P. aeruginosa*			I	I	R	I	S	S										
	PAVM	S. traqueal (quantitativa)	*P. aeruginosa*			I	I	R	I	S	S										
	PAVM	S. traqueal (quantitativa)	*K. aerogenes*			R	S	R	S	S	S	S									
	pneumonia (sem VM)	sangue	*E. cloacae*			R	S	R	S	S	S	S									
	pneumonia (sem VM)	S. traqueal (quantitativa)	*P. aeruginosa*	S		R	R	R	I	I	S										
	PAVM	S. traqueal (quantitativa)	*E. coli*			R	R	S	S	S	S	S									
	PAVM	S. traqueal (quantitativa)	*P. aeruginosa*			R	R	R	S	S	R	S									
	PAVM	S. traqueal (quantitativa)	*E. coli*			R	R	R	R	S	S	S									
	pneumonia (sem VM)	S. traqueal (quantitativa)	*K. aerogenes*			R	R		R	S	S	R									
	PAVM	S. traqueal (quantitativa)	*K. pneumoniae*			R	R	R	R	S	S	R									
	trato respiratório inferior	S. traqueal (quantitativa)	*P. aeruginosa*			R	R	R	R	S	S	S									
	PAVM	S. traqueal (quantitativa)	*P. aeruginosa*		S	R	R	R	R	S	R	S									
	PAVM	sangue	*K. pneumoniae*	S	S	R	R	R	R	S	R										
	trato respiratório inferior	S. traqueal (quantitativa)	*K. pneumoniae*		S	R	R	R	R	R	S	R									
	PAVM	S. traqueal (quantitativa)	*P. aeruginosa*		S	R	R	R	R	R											
	pneumonia (sem VM)	S. traqueal (quantitativa)	*S. maltophilia*										I								
	PAVM	S. traqueal (quantitativa)	*S. maltophilia*										I								
	pneumonia (sem VM)	S. traqueal (quantitativa)	*S. maltophilia*										I								
	PAVM	S. traqueal (quantitativa)	*S. maltophilia*										S						S		
	pneumonia (sem VM)	S. traqueal (quantitativa)	*S. maltophilia*										I						S		
Gram positivo	trato respiratório inferior	S. traqueal (quantitativa)	*S. aureus*									S	S	S	S	S	S	S	I		
	PAVM	S. traqueal (quantitativa)	*S. aureus*									S	S	S	S	S	S	S	I		
	PAVM	S. traqueal (quantitativa)	*S. aureus*									S	S	S	S	S	S	S	I		
	pneumonia (sem VM)	sangue	*S. aureus*									S	S	R	S	S	S	S	I		
	PAVM	S. traqueal (quantitativa)	*S. aureus*									S	S	R	S	S	S	S	I		
	PAVM	S. traqueal (quantitativa)	*S. aureus*									S	S	R	R	S	S	S	I		
	pneumonia (sem VM)	S. traqueal (quantitativa)	*S. aureus*									S	S	R	S	S	S	S	I		
	trato respiratório inferior	S. traqueal	*S. aureus*									S	S	R	S	S	S	S	I		
	PAVM	S. traqueal (quantitativa)	*S. aureus*									S	S	R	R	S	S	S	I		
	pneumonia (sem VM)	S. traqueal (quantitativa)	*S. aureus*									S	S	R	R	S	S	S	I		
	pneumonia (sem VM)	S. traqueal (quantitativa)	*S. aureus*									S	S	R	R	S	S	S	R		
	trato respiratório inferior	S. traqueal	*E. faecalis*									S				S	S	S			S
	pneumonia (sem VM)	S. traqueal (quantitativa)	*E. faecalis*									S				S	S	S			S
	pneumonia (sem VM)	S. traqueal (quantitativa)	*S. pneumoniae*											S	S					I	I
	PAVM	S. traqueal (quantitativa)	*S. pneumoniae*											R	R					I	S
	PAVM	LBA	*Streptococcus* group C												R		S				S
	PAVM	S. traqueal (quantitativa)	*S. agalactiae*				S													S	S
Vírus	Covid-19	swab nasofaringe	SARS-COV-2																		
	Covid-19	swab nasofaringe	SARS-COV-2																		
	Covid-19	swab nasofaringe	SARS-COV-2																		

2. AGENTES IDENTIFICADOS NAS INFECÇÕES HOSPITALARES URINÁRIAS, DO SÍTIO CIRÚRGICO, CORRENTE SANGUÍNEA E ACESSOS VASCULARES. UTI ADULTO, HU-USP, 2022-2023

agente	foco	material	espécie	tigeciclina	polimixina B	ceftriaxona	cefepima	ciprofloxacina	piperacilina-tazobactam	meropenem	amicacina	gentamicina	TMP/STX	levofloxacina	clindamicina	oxacilina	vancomicina	teicoplanina	linezolida	ampicilina	penicilina
Gram negativo	sítio cirúrgico	biópsia	S. maltophilia										I								
	corrente sanguínea assoc. cateter	sangue	A. baumannii					I			S		S	S							
	ITU	urina	P. mirabilis			S	S	S			S	S									
	pele e partes moles	abscesso	E. coli			S	S	S	S	S	S	S									
	sítio cirúrgico	líquido ascítico	E. cloacae			S	S	S	S	S	S	S									
	corrente sanguínea assoc. cateter	sangue	K. aerogenes			S	S	S	S	S	S	S									
	ITU	urina	K. pneumoniae			S	S	S	S	S	S	S	S								
	ITU	urina	K. oxytoca			S	S	S	S	S	S	S	S								
	ITU	urina	E. coli			S	S	S	S	S	S	R	R								
	ITU	urina	E. coli			S	S	S	S	S	S	R	R								
	pele e partes moles	abscesso	P. aeruginosa				S	S	S	S	S	S									
	sítio cirúrgico	S. traqueal (quantitativa)	P. aeruginosa				S	S	S	S	S	S									
	ITU	urina	P. aeruginosa					I	I	I	S	S									
	corrente sanguínea assoc. cateter	sangue	P. aeruginosa					I	I	I	S	S									
	abdominal	líquido peritoneal	P. aeruginosa					I	I	I	S	S									
	corrente sanguínea assoc. cateter	sangue	P. aeruginosa		S			S	S	S	S	S									
	corrente sanguínea assoc. cateter	sangue	E. coli			R	I	R	S	S	S	S									
	ITU	urina	E. coli			R	I		S	S	S	S									
	ITU	urina	E. coli				S	R	S	S	S	S									
	trato reprodutor	S. vaginal	E. coli			R	S	S	S	S	S	S									
	sítio cirúrgico	líquido ascítico	E. coli			R	I	S	S	S	S	S									
	cor. sanguínea primária sem cateter	sangue	E. coli			R	I	R	S	S	S	R									
	sítio cirúrgico	líquido ascítico	E. coli			R	I	I	S	S	S	S									
	corrente sanguínea assoc. cateter	sangue	E. cloacae			R	I	S	R	S	S	S									
	sítio cirúrgico	biópsia	E. cloacae			R	I	S	R	S	S	S									
	sítio cirúrgico	biópsia	E. coli			R	R	R	S	S	S	S									
	ITU	urina	K. pneumoniae			R	R	R	S	S	S	R	R								
	sítio cirúrgico	sangue	K. pneumoniae	S	S	R	R	R	R	R	S	R									
	local de cateter	ponta de cateter	K. pneumoniae	S	S	R	R	R	R	R	R	R									
	corrente sanguínea assoc. cateter	sangue	K. pneumoniae	S	S	R	R	R	R	R	R	R									
	trato reprodutor	S. vaginal	P. aeruginosa		S		R	R	R	R	R	R									
	sítio cirúrgico	líquido ascítico	A. baumannii				R	R		R		R									
Gram positivo	ITU	urina	S. viridans					S									S	S		S	S
	ITU	urina	S. anginosus					S									S	S		S	S
	trato reprodutor	S. vaginal	S. gordonii					S									S	S		S	S
	local de cateter	sangue	S. aureus									S	S		I	R	S	S	S		
	pele e partes moles	biópsia	S. aureus									S	S		S	R	S	S	S		
	corrente sanguínea assoc. cateter	sangue	S. aureus									S	S		S	R	S	S	S		
	local de cateter	ponta de cateter	s. epidermidis									S	S			R	S	S	S		
	sítio cirúrgico	sangue	S. aureus									R	R		R	R	S	S	S		
	sítio cirúrgico	sangue	E. faecalis									R					S	S	S	R	
	ITU	urina	E. faecium									S		R			S	S	S		
	trato reprodutor	S. vaginal	E. gallinarum									R					R	R	S	S	
	local de cateter	ponta de cateter	E. faecalis									R					S	S	S	S	
	trato reprodutor	S. vaginal	E. faecalis									R					S	S	S	S	
	sítio cirúrgico	abscesso	E. faecalis									S					S	S	S	S	
	sítio cirúrgico	líquido ascítico	E. faecalis									S					S	S	S	S	
	osteoarticular	osso	E. faecalis									S					S	S	S	S	
	local de cateter	ponta de cateter	E. faecalis									S					S	S	S	S	
	sítio cirúrgico	líquido ascítico	E. faecalis									S					S	S	S	S	
	sítio cirúrgico	abscesso	E. faecalis									S					S	S	S	S	
	gastrointestinal	fezes (pesq. GDH/toxinas)	C. difficile																		
	gastrointestinal	fezes (pesq. GDH/toxinas)	C. difficile																		
	gastrointestinal	fezes (pesq. GDH/toxinas)	C. difficile																		
	gastrointestinal	fezes (pesq. GDH/toxinas)	C. difficile																		
	gastrointestinal	fezes (pesq. GDH/toxinas)	C. difficile																		
	gastrointestinal	fezes (pesq. GDH/toxinas)	C. difficile																		
	gastrointestinal	fezes (pesq. GDH/toxinas)	C. difficile																		
	gastrointestinal	fezes (pesq. GDH/toxinas)	C. difficile																		
Candida spp	sítio cirúrgico	líquido ascítico	Candida spp																		
	sítio cirúrgico	abscesso	C. albicans																		
	sítio cirúrgico	líquido ascítico	C. tropicalis																		
	sítio cirúrgico	líquido ascítico	C. glabrata																		
	sítio cirúrgico	líquido ascítico	C. glabrata																		
	sítio cirúrgico	abscesso	C. krusei																		

3. AGENTES IDENTIFICADOS NAS INFECÇÕES HOSPITALARES. UTI PEDIÁTRICA, HU-USP, 2022-2023

agente	topografia	material	espécie	ceftriaxona	ceftazidima	cefepima	piperacilina-tazobactam	ciprofloxacina	meropenem	amicacina	gentamicina	TMP/STX	oxacilina	clindamicina	vancomicina
	pneumonia	S. traqueal	H. influenzae	S				S				S			
	conjuntivite	S. ocular	H. influenzae	S				S				S			
	trato respiratório inferior	S. traqueal	H. influenzae	S				S				S			
	trato respiratório inferior	S. traqueal	H. influenzae	S				R				R			
	pneumonia	S. traqueal	H. influenzae	S				S				R			
	ITU	Urina	E. coli	S		S	S	S	S	S	S	R			
	ITU	Urina	E. coli	S		S	S	R	S	S	S	S			
	ITU	Urina	E. coli	S		S	S	S	S	S	S	S			
	ITU	Urina	E. coli	S		S	S	S	S	S	S	S			
	ITU	Urina	K. oxytoca	S		S	S	S	S	S	S	S			
	ITU	Urina	K. pneumoniae	S		S	S	S	S	S	S	S			
Gram negativo	pneumonia	S. traqueal	E. coli	S	S	S	S	S	S	S	S				
	pneumonia	Sangue	K. pneumoniae	S	S	S	S	S	S	S	S				
	pele	S. ferida	K. pneumoniae	S	S	S	S	S	S	S	S				
	trato respiratório inferior	S. traqueal	K. pneumoniae	S	S	S	S	S	S	S	S				
	trato respiratório inferior	S. traqueal	P. aeruginosa				I	I	I	I	S	S			
	pele	S. ferida	P. aeruginosa				I	I	I	I	S	S			
	conjuntivite	S. ocular	P. aeruginosa			R	S	S	S	S	S	S			
	sítio cirúrgico	S. traqueal	P. aeruginosa			R	S	R	S	S	S	S			
	pneumonia	S. traqueal	E. cloacae	R	R	I	R	S	S	S	S				
	trato respiratório inferior	S. traqueal	E. cloacae	R	R	S	R	S	S	S	S				
	corrente sanguinea associada cateter	Sangue	Acinetobacter haemolyticus						S	S	S	S	S		
	sítio cirúrgico	S. traqueal	Chryseobacterium indologenes	R							R	S			
	pneumonia	S. traqueal	S. aureus									S	S	S	S
	IPCS	Sangue	S. aureus									S	S	S	S
Gram positivo	IPCS	Sangue	S. aureus									S	S	R	S
	pneumonia	S. traqueal	S. aureus									S	S	R	S
	local de acesso vascular central	Sangue	S. haemolyticus									R	R	R	S
Candida spp	corrente sanguinea associada cateter	Sangue	C. albicans												
	trato respiratório inferior	Lavado nasofaringe	Adenovirus												
	trato respiratório inferior	Lavado nasofaringe	Adenovirus												
	trato respiratório inferior	Lavado nasofaringe	Adenovirus												
Vírus	trato respiratório inferior	Lavado nasofaringe	Bocavirus												
	trato respiratório inferior	Lavado nasofaringe	Bocavirus												
	trato respiratório inferior	Lavado nasofaringe	Rinovirus												
	trato respiratório inferior	Lavado nasofaringe	Rinovirus/Enterovirus												
	gastrointestinal	Fezes	Rotavirus												
	gastrointestinal	Fezes	Rotavirus												

134 Manual para a Prevenção das Infecções Relacionadas à Assistência

4. AGENTES IDENTIFICADOS NAS INFECÇÕES HOSPITALARES. UTI NEONATAL, HU-USP, 2022-2023

agente	topografia	material	espécie	TMP/STX	ceftriaxona	ceftazidima	cefepima	piperacilina-tazobactam	ciprofloxacina	gentamicina	amicacina	meropenem
Gram negativo	conjuntivite	s. ocular	H. influenzae	S	S				S			
	trato gastrointestinal	sangue	C. freundii		S	S	S	S	S	S	S	S
	corrente sanguínea, associada a cateter	sangue	E. cloacae		S	S	S	S	S	S	S	S
	corrente sanguínea, associada a cateter	sangue	E. cloacae		S	S	S	S	S	S	S	S
	sítio cirúrgico	secreção	E. cloacae		S	S	S	S	S	S	S	S
	trato gastrointestinal	sangue	K. oxytoca		S	S	S	S	S	S	S	S
	corrente sanguínea, associada a cateter	sangue	A. baumannii	S		S	S	S	I	S	S	S
	corrente sanguínea, associada a cateter	sangue	Acinetobacter ursingii	S		R	S	S	I	S	S	S
	pele	secreção	Acinetobacter ursingii	S		R	S	S	I	S	S	S
	pneumonia	s. traqueal	P. aeruginosa			I	I	I	I		S	S
	pneumonia	s. traqueal	S. marcescens		R	R	S		R	R	R	S
	conjuntivite	s. ocular	E. cloacae		R	R	R	R	R	R	R	S
	pneumonia	s. traqueal	S. maltophilia	R								
Vírus	trato respiratório inferior	s. nasofaringe	Adenovírus									
	trato respiratório inferior	s. nasofaringe	Bocavírus									
	trato respiratório inferior	s. nasofaringe	Bocavírus									
	trato respiratório superior	s. nasofaringe	Coronavírus Sazonal									
	trato respiratório inferior	s. nasofaringe	Rinovírus									
	pneumonia	s. nasofaringe	Rinovírus/Enterovírus									
	trato respiratório inferior	s. nasofaringe	Rinovírus/Enterovírus									
	trato respiratório inferior	s. nasofaringe	Rinovírus/Enterovírus									
	trato gastrointestinal	fezes	Rotavírus									
	infeção sistêmica	s. nasofaringe	Sars-CoV-2									

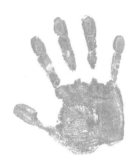

ROTINAS DE TROCA E PROCESSAMENTO DE PRODUTOS

23

ROTINA DE TROCA DE CATETERES VASCULARES

Isa Rodrigues da Silveira
Luciana Inaba Senyer Iida

TIPO DE CATETER	TEMPO DE PERMANÊNCIA	OBSERVAÇÃO
Cateter Venoso Central (CVC)	Sem troca programada.	Remover se apresentar sinais inflamatórios Quando inserido em situação de emergência, com quebra de técnica asséptica, remover o mais breve possível (não exceder 48 horas)
Percutâneo (PICC- Cateter Central de inserção periférica)	Sem troca programada.	Remover se apresentar sinais inflamatórios
Cateter venoso central com acesso por flebotomia	Em adultos, cinco dias Em crianças, na suspeita de complicação.	Apresenta frequentes complicações, portanto esse acesso só deve ser utilizado se não houver outra opção

Manual para a Prevenção das Infecções Relacionadas à Assistência

TIPO DE CATETER	TEMPO DE PERMANÊNCIA	OBSERVAÇÃO
Cateter venoso central para hemodiálise – tipo Shilley	Sem troca programada.	Remover se apresentar sinais inflamatórios, ou febre sem sinais de infecção em outro sítio
Cateter venoso central de implante cirúrgico: Port-A-Cath, Hickman, Permcath	Sem troca programada.	-
Cateter de Swan Ganz + introdutor	Até cinco dias	-
Cateter venoso ou arterial central umbilical	Até sete dias	Remover se infecção, coto umbilical em mumificação, insuficiência vascular ou trombose
Cateter arterial periférico	Não trocar o cateter periodicamente Trocar o transdutor a cada 96 horas, junto com seus acessórios e soluções	Não colher sangue por esse acesso
Cateter venoso periférico	Sem troca programada Remover se não houver medicação endovenosa prescrita, ou se não tiver sido utilizado nas últimas 24h.	Remover se apresentar sinais inflamatórios ou queixa de dor pelo paciente.

Nota: aplicar o *checklist* de inserção de cateter venoso central (CVC) e cateter venoso de inserção periférica (PICC) na UTI Adulto, UTI Neonatal e UTI Pediátrica.

24

ROTINA DE TROCA DE EQUIPOS E ACESSÓRIOS DE TERAPIA INTRAVENOSA, NUTRIÇÃO PARENTERAL E NUTRIÇÃO ENTERAL

Isa Rodrigues da Silveira
Luciana Inaba Senyer Iida

MATERIAL	INTERVALO DE TROCA	OBSERVAÇÃO
EQUIPO (macrogotas, microgotas, bureta) para infusão de medicamentos não lipídicos	Administração contínua, com ou sem bomba de infusão: até sete dias Administração intermitente: após o uso, ou até 24 horas	Trocar em intervalo menor se houver sujeira visível, contaminação ou em caso de mau funcionamento do equipo
EQUIPO para administração de soluções lipídicas ou nutrição parenteral	Após cada infusão	Até 24h a partir da instalação
EQUIPO para administração de propofol	Após cada infusão	Trocar em intervalo menor se houver sujeira visível ou contaminação

MATERIAL	INTERVALO DE TROCA	OBSERVAÇÃO
EQUIPO para administração de hemocomponentes	Até quatro horas	**Hemácias, plasma e crioprecipitado:** trocar equipo a cada unidade infundida **Plaquetas:** pode-se utilizar o mesmo equipo desde que não ultrapasse 4 horas de infusão
EQUIPO de bomba de infusão de seringa + extensor	Após cada infusão	Trocar em intervalo menor se houver sujeira visível, contaminação ou em caso de mau funcionamento do equipo
EQUIPO + SENSOR – conjunto para monitorização de uma linha arterial (PA invasiva).	Até sete dias ou antes, quando terminar a bolsa de soro fisiológico para *flush*	
ACESSÓRIOS: polifix®, torneirinha, tubo extensor e conector valvulado.	Até sete dias	
ACESSÓRIO: conector TEGO® para cateter de hemodiálise	Até sete dias	
SISTEMA DE TRANSFERÊNCIA DE FLUIDOS ESTÉREIS	Após cada uso	
EQUIPO para infusão de dieta enteral (com ou sem bomba de infusão)	Até 24 horas	Trocar em intervalo menor se houver sujeira visível ou contaminação

Observação: trocar equipos e acessórios quando inserir um cateter venoso central (CVC ou PICC), WHO 2024

25

ROTINA DE TROCA DOS DISPOSITIVOS PARA SUPORTE RESPIRATÓRIO

Isa Rodrigues da Silveira
Luciana Inaba Senyer Iida

MATERIAL	FREQUÊNCIA DE TROCA	OBSERVAÇÃO
Circuitos de ventiladores	Entre pacientes	Trocar em caso de presença de sujidade ou mau funcionamento. Em caso de reintubação, utilizar novo circuito
Circuito do carro de anestesia	Entre pacientes	Trocar o filtro antibacteriano e viral acoplado ao circuito entre pacientes
Umidificador do ventilador e acessórios	Entre pacientes e sempre que sujo. No mesmo paciente, trocar equipo e frasco de água destilada a cada 96 horas	-

MATERIAL	FREQUÊNCIA DE TROCA	OBSERVAÇÃO
Filtro antibacteriano e viral (HME – *heat and moisture exchanger*)	Entre pacientes. A cada sete dias no mesmo paciente	Quando instalado nos circuitos de ventilador mecânico Trocar em caso de presença de sujidade ou mau funcionamento
Sistema fechado de aspiração (*trach care*)	Entre pacientes. A cada 72 horas no mesmo paciente	-
Espaçador de *Puff* conectado ao ventilador mecânico	A cada uso	-
Coletor de aspiração descartável	Entre pacientes. No mesmo paciente, quando atingir 2/3 do volume total	-
Espirômetro de incentivo	Entre pacientes e sempre que sujo	-
Ressuscitador manual - Ambu	Entre pacientes e a cada 7 dias	-
Pulmão de teste + HME (narizinho) no ventilador	Após o primeiro teste	-
Cateter nasal	Entre pacientes e a cada 24 horas.	-
Máscara de oxigênio	Entre pacientes e sempre que suja.	-
Espaçador de *Puff*	Entre pacientes, a cada sete dias no mesmo paciente e sempre que sujo.	-

ROTINA DE TROCA DOS DISPOSITIVOS PARA SUPORTE RESPIRATÓRIO **143**

MATERIAL	FREQUÊNCIA DE TROCA	OBSERVAÇÃO
Inalador / Nebulizador / Venturi e acessórios	Entre pacientes. A cada 24 horas no mesmo paciente	**Inalador:** descartar resíduos e guardar em saco plástico **Nebulizador:** troca diária da água (sempre descartar resíduo antes da troca)
Sensor de oxigênio	Desinfetar a cada paciente	-
Umidificador de parede e acessórios	Entre pacientes, a cada sete dias no mesmo paciente e sempre que sujo	Descartar o resíduo antes de trocar a água. esterilizada
Reservatório de água de Vision	Entre pacientes	Descartar o resíduo antes de trocar a água. esterilizada.

26

PROCESSAMENTO DE PRODUTOS MÉDICO-HOSPITALARES

Isa Rodrigues da Silveira
Cristiane De Lion Botero Couto Lopes

- O processamento de produtos para saúde envolve métodos de limpeza, desinfecção e esterilização. Podem estar envolvidos nesse processo: a unidade de internação do paciente, a Central de Material e Esterilização (CME) e empresas externas terceirizadas.
- A presença de matéria orgânica interfere na eficácia dos processos de desinfecção e esterilização, portanto a limpeza é etapa fundamental.
- Em todas as fases da limpeza, desinfecção e esterilização, deve ser utilizado Equipamento de Proteção Individual (EPI).

1. CONCEITOS BÁSICOS

- **Pré-limpeza:** remoção da sujidade visível nos produtos após o uso.
- **Limpeza:** remoção de sujidades externas e internas. Sempre antecede os processos de desinfecção e esterilização. É realizada de forma manual, com água, detergente e acessórios de limpeza, ou então automatizada, utilizando lavadora termodesienfetadora e/ou ultrassônica.

- Alguns desinfetantes utilizados em superfícies fixas promovem a limpeza e desinfecção no mesmo momento, pois contêm tensoativos. Nesses casos, o enxágue não é necessário.
- **Desinfecção:** destruição de todos os microrganismos, exceto alguns esporos. É classificada em três níveis (alto, intermediário e baixo).
- **Esterilização:** destruição de todos os microrganismos, inclusive esporos bacterianos.

Para a escolha do processamento mais adequado a cada produto, considera-se o risco potencial de transmissão de agentes infecciosos de acordo com sua utilização.

2, CLASSIFICAÇÃO SEGUNDO RISCO POTENCIAL DE INFECÇÃO, RUTALA 2023

CLASSIFICAÇÃO	DEFINIÇÃO	PROCESSAMENTO
Crítico	Entra em contato com tecido estéril ou sistema vascular, ou é conectado a este sistema	Esterilização
Semicrítico	Entra em contato com membrana mucosa, trato respiratório, geniturinário ou pele íntegra	Esterilização quando possível, ou desinfecção de alto nível
Não crítico	Entra em contato com pele íntegra, mas não com mucosas	Desinfecção de nível intermediário ou baixo, ou somente limpeza. A escolha entre desinfecção ou limpeza depende do grau de contaminação após seu uso Exemplo: comadre não entra em contato com mucosas, mas exige desinfecção

Uma dúvida frequente é sobre o processo mais indicado para produtos semicríticos.

Segundo a RDC nº 15 de 15/03/2012, os produtos para saúde semicríticos (como os utilizados na assistência ventilatória, anestesia e terapia inalatória) devem ser submetidos, no mínimo, ao processo de desinfecção química após a limpeza, ou ao processo físico de termodesinfecção. Pode-se considerar a esterilização por óxido de etileno, caso apresente melhor custo-benefício para a instituição.

3. PRODUTOS PARA DESINFECÇÃO QUÍMICA, HU/USP

PRODUTO	NÍVEL DE DESINFECÇÃO	DESCRIÇÃO
Álcool 70%	Intermediário	Friccionar todas as superfícies por 30 segundos, no mínimo 3 vezes, com compressa limpa. Em caso de imersão, manter o produto na solução por 15 minutos, ou conforme orientação do fabricante
Hipoclorito 1% ou 0,5%	Intermediário	Manter em imersão por 15 minutos, enxaguar abundantemente com água potável e secar
Quaternário de amônia composto com polihexametileno biguanida	Intermediário	Fazer fricção com compressa limpa em todo o artigo. O tempo de contato varia de 1 a 15 minutos (de acordo com o fabricante). Deixar secar espontaneamente. Não remover o produto após a secagem
Ortoftalaldeído 0,55% (OPA)	Alto	Manter o artigo imerso na solução por 12 minutos a 20º, conforme a orientação do fabricante. Enxaguar com água potável abundante, e secar. Exclusivo do Serviço de endoscopia.
Ácido peracético	Alto	Uso exclusivo para o Serviço de Diálise.

4. ROTEIRO PARA DESINFECÇÃO QUÍMICA – NÍVEL INTERMEDIÁRIO

A desinfecção deve ser realizada preferencialmente na CME, seguindo seu próprio Procedimento Operacional Padrão (POP).

Na unidade de internação, é possível realizar a desinfecção de produtos que tenham baixa complexidade de limpeza, seguindo o roteiro abaixo.

ETAPA	DESCRIÇÃO
1. Pré-limpeza	• Desmontar • Jato d'água até remoção de toda a sujidade visível
2. Limpeza manual	• Lavar com água potável • Detergente • Esponja, serpilhos e acessório • Enxágue • Secagem
3. Desinfecção*	• Fricção com álcool 70% ou • Solução de quaternário de amônio composto com polihexametileno biguanida
4. Acondicionamento	• Embalagem limpa • Identificar e datar

* No uso de detergente desinfetante como solução de quaternário de amônio composto/ polihexametileno biguanida, não é necessária a etapa de limpeza, exceto se houver grande quantidade de matéria orgânica.

5. DESINFECÇÃO TÉRMICA

É realizada em termodesinfetadora. O nível de desinfecção varia para cada aparelho. No HU-USP o aparelho utilizado realiza desinfecção de alto nível, por exposição do produto a água tratada por osmose reversa, a 93°C por 10 minutos, precedida por fases de limpeza e enxágue automatizados.

6. ESTERILIZAÇÃO

Pode ser realizada por métodos físicos (autoclave a vapor 134°C por 5 minutos é o método físico mais utilizado e de menor custo), ou físico-químicos (óxido de etileno). O óxido de etileno é indicado para produtos termossensíveis, por agir a baixa temperatura.

Observação: a esterilização de produtos para saúde por imersão em produto químico não é efetiva, e é proibida pela ANVISA. RDC no. 15, 2012.

MÉTODO	TEMPO DE EXPOSIÇÃO	TEMPERATURA
Autoclave a vapor	5 minutos	134°C
Óxido de etileno (gás)	1-5 horas	37,8º C a 63ºC

A CME realiza a limpeza, inspeção e preparo de todos os produtos a serem autoclavados. Quanto aos itens encaminhados para óxido de etileno (ETO) os mesmos processos ocorrem na empresa contratada.

Qualquer instrumental cirúrgico que não pertença ao HU passa pelo processo de limpeza, inspeção, preparo e esterilização antes do seu uso, mesmo que tenha sido submetido a esse processo em outra instituição. Esta recomendação segue o Regimento da CME.

Fluxograma para esterilização em CME

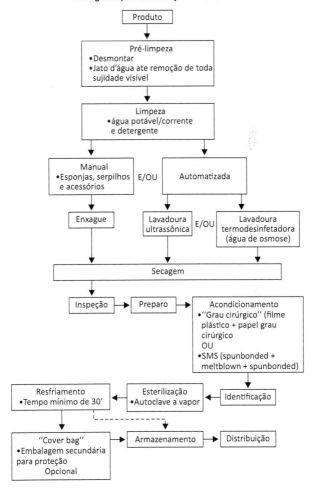

Para os produtos termossensíveis, (como acessórios de ventiladores mecânicos, demais materiais utilizados na terapia respiratória, termômetro retal, sonda e estimulador para fisioterapia pélvica) que exigem desinfecção de nível intermediário, adotou-se no HU-USP a esterilização por óxido de etileno como rotina.

150 Manual para a Prevenção das Infecções Relacionadas à Assistência

PRODUTO	PROCESSO	MÉTODO	RESPONSÁVEL	OBSERVAÇÕES
Balanças de Recém-nas-cido	Limpeza e Desinfecção	Fricção com solução bigua-nida/quaterná-rio composto de amônio	Enfermagem	
Bacia/Balde/ Comadre/ Papagaio de inox/ Urinol de inox	Limpeza, Desinfecção ou Esterilização	Fricção com álcool 70% no uso entre pacientes	Enfermagem e CME	Esterilização dos artigos utilizados para pacientes em isolamento de contato
Broncoscópio rígido	Limpeza e Esterilização	Autoclave a vapor	Endoscopia e CME	
Cabo de la-ringoscópio/ Lâmina/ Lâmpada	Limpeza e Desinfecção	Fricção com álcool 70% + caixa plástica ou bandeja	Enfermagem	Lâmina: água e sabão antes da desinfec-ção. Demais componen-tes, fazer desinfecção. Antes do uso imediato realizar nova fricção na lâmina com álcool 70%.
Capnógrafo - cabo	Limpeza e Desinfecção	Fricção com álcool 70% oiu solução bigua-nida/quaterná-rio de amônio	Enfermagem	

PROCESSAMENTO DE PRODUTOS MÉDICO-HOSPITALARES **151**

PRODUTO	PROCESSO	MÉTODO	RESPONSÁVEL	OBSERVAÇÕES
Capnógrafo-módulo	Limpeza e Desinfecção	Fricção com solução biguanida/quaternário de amônio ou imersão no ortoftalaldeído 0,55%.	Enfermagem	CME e somente UTI Pediátrica
Cassete de ventilador mecânico	Limpeza e Desinfecção	Autoclave a vapor	Enfermagem e CME	Sujidade visível: remover com água e sabão antes da desinfecção
Capuz/Tenda acrílica de O_2	Limpeza e Desinfecção	Fricção com solução biguanida/quaternário de amônio	Enfermagem	
Circuito Oxilog e válvulas	Limpeza e Esterilização	Autoclave a vapor	CME	
Cúpula /cuba rim inox	Limpeza e Desinfecção	Fricção com álcool 70% ou termodesinfecção no uso entre pacientes	Enfermagem	
Elevador de paciente Jack	Limpeza e Desinfecção	Fricção com solução biguanida/quaternário de amônio ou álcool 70%	Enfermagem e Fisioterapia	
Endoscópio/broncoscópio flexível/colonoscópio	Limpeza e Desinfecção	Ortoftalaldeído 0,55%	Enfermagem Endoscopia	

152 Manual para a Prevenção das Infecções Relacionadas à Assistência

PRODUTO	PROCESSO	MÉTODO	RESPONSÁVEL	OBSERVAÇÕES
Esfigmoma-nômetro/ manguito	Limpeza e Desinfecção	Fricção com álcool 70%	Enfermagem	Manguito: Encaminhar para lavande-ria (SHE)
Instrumental cirúrgico	Limpeza e Esterilização	Autoclave a vapor	CME	
Mamadeira (bico látex ou silicone, tam-pa ou rosca e frasco)	Limpeza, Desinfecção e Esterilização	Solução de hipoclorito 200 ppm por 15' e autoclave a vapor ou óxido de etileno	Nutrição	Bico de látex: desinfecção e demais componentes: esterilização
Medidor de Pressão Cuff	Limpeza e Desinfecção	Fricção com álcool 70% ou solução bigua-nida/quaterná-rio de saúde	Fisioterapia Enfermagem	
Nasofibros-cópio	Limpeza e Desinfecção	Ortoftalaldeído	Enfermagem Endoscopia	
Oxímetro portátil (módulo)	Limpeza e Desinfecção	Fricção com álcool 70% ou solução de biguanida/ quaternário de amônio	Fisioterapia e Enfermagem	
Pistola para Biópsia	Limpeza e Desinfecção	Fricção com so-lução biguani-da/quaternário de amônio	Enfermagem	
Sensor de temperatura Distal	Limpeza e Desinfecção	Fricção com so-lução biguani-da/quaternário de amônio	Enfermagem	

PROCESSAMENTO DE PRODUTOS MÉDICO-HOSPITALARES **153**

PRODUTO	PROCESSO	MÉTODO	RESPONSÁVEL	OBSERVAÇÕES
Sensor de oxímetro reutilizável	Limpeza e Desinfecção	Fricção com solução biguanida/quaternário de amônio	Fisioterapia e Enfermagem	
Termômetro axilar	Limpeza e Desinfecção	Fricção com álcool 70% ou solução biguanida/quaternário de amônio	Enfermagem	
Tonômetro	Limpeza e Desinfecção	Fricção com álcool 70%	Oftalmologista	
Transdutor transvaginal	Limpeza e Desinfecção	Fricção com solução biguanida/quaternário de amônio entre pacientes	Enfermagem	Preservativo a cada uso.
Tubetes anestésicos	Limpeza e Desinfecção	Álcool 70%: imersão por 60 minutos segundo fabricante	Enfermagem	
Ventilômetro: válvula unidirecional, bocal e extensão de látex	Limpeza e Desinfecção	Fricção com álcool e secagem com ar comprimido	Fisioterapia	Injetar álcool na extensão
Ventilômetro: válvula bidirecional	Limpeza e Esterilização	Óxido de etileno	Fisioterapia	

* Nota: acessórios utilizados do Serviço de Endoscopia serão descritos em outra rotina de processamento de endoscópio.

7. PRODUTOS ENCAMINHADOS PARA ESTERILIZAÇÃO EM ÓXIDO DE ETILENO APÓS PRÉ-LIMPEZA REALIZADA PELA ENFERMAGEM NA UNIDADE

- Acessório broncoscopia
- Afastador de luz fria
- Aquecedor para nebulizador
- Aspirador de mecônio
- Avental emborrachado
- *Baby puff*
- *Baraka*
- Bolsa de colostomia - uso no campo operatório
- Cabo afastador de luz
- Cabo de histeroscopia
- Cabo de RTU
- Cabo dentec sem rosca
- Cabo para toracoscopia
- Cabo septoplastia
- Cabresto de silicone
- Câmara de umidificação – Aquapor
- Caneta bipolar baioneta
- Caneta bipolar oftálmica
- Cânula de Guedel
- Circuito anestesia adulto e infantil
- Circuito BIPAP
- Circuito CPAP
- Circuito de respirador
- Circuito óxido nítrico
- Coluna d'água
- Concha para mamilo duas peças
- Conector para traqueostomia
- Conector simples
- Conjunto de nebulizador
- Copinho Venturi

- *Couch* – material de fisioterapia
- Espaçador de *puff*
- Extensão de Traqueia em silicone
- *Flutter* – material para fisioterapia
- Garrote de látex
- inalador antirrefluxo
- Inalador de ventilador mecânico
- Intermediário conector
- Lâmina para faca de Blair
- Máscara CPAP
- Máscara de anestesia
- Máscara de reanimação em silicone
- Máscara de Venturi
- Máscara facial neonato
- Máscara laríngea
- Máscara não reinalante
- Máscara para ambu
- Máscara para nebulização em PVC
- Máscara para traqueostomia
- Máscara RN
- Máscara total Face
- Máscara V.N.I.
- Medidor de diafragma
- Motor dentec
- Pá desfibriladora
- Pessário
- Pulmão teste
- Relógio para ventilador mecânico
- Reservatório de água de incubadora/vision
- Ressuscitador manual – ambu
- Sensor de calorímetro
- Sensor de capnografia
- Sensor de pneumotacógrafo

156 Manual para a Prevenção das Infecções Relacionadas à Assistência

- *Shaker* - incentivador respiratório
- Sonda/estimulador vaginal e anal
- Termômetro retal
- Traqueia Servo
- Traqueinha / espaço morto
- Tubo T
- Umidificador
- Válvula de fonação
- Válvula de PEEP
- Válvula de Venturi
- Válvula exalatória
- Válvula Savina/Servo S
- Vedante para trocater
- Y e pontas em borracha

8. MONITORAMENTO DOS INSTRUMENTAIS ESTERILIZADOS NA CME POR AUTOCLAVE A VAPOR

O controle dos processos de esterilização deve ser compartilhado com outros profissionais após os artigos serem distribuídos pela CME para o uso. Há vários indicadores utilizados para assegurar que o processo de esterilização foi efetivo. Alguns auxiliam no rastreamento dos materiais utilizados nos pacientes.

Os profissionais devem verificar antes da utilização do material esterilizado, a revelação (ou mudança de cor) dos seguintes indicadores de processo:

1. Etiquetas com datas da esterilização e validade em todos os materiais;
2. Indicador químico Classe 1 (fita zebrada), que se encontra aderida na parte externa da embalagem do Tecido Não Tecido, tipo *Spunbond, Meltblown e Spundbond* (SMS) ou impregnada na embalagem grau cirúrgico;
3. Indicador químico Classe 6 – emulador (simuladores), que se encontra dentro da caixa cirúrgica esterilizada, e deve ser conferido pelo médico ou enfermeiro, antes do uso dos instrumentos cirúrgicos.

PROCESSAMENTO DE PRODUTOS MÉDICO-HOSPITALARES **157**

Recomendamos no HU-USP que os indicadores químicos, numerados acima, sejam retirados das embalagens e fixados no espaço apropriado, no impresso de Sistematização da Assistência de Enfermagem no Centro Cirúrgico e em sala de pequenas cirurgias.

8.1 Exemplos de indicadores de esterilização relacionados à embalagem utilizados no HU-USP

Atenção para a mudança de cores após o processo de esterilização. As equipes da CME e Centros Cirúrgico e Obstétrico devem conferir as etiquetas das embalagens, para confirmar o processo de esterilização dos materiais antes da abertura e preparo do paciente em sala operatória.

8.1.1 Indicador Classe 1 - Fita zebrada na parte externa da embalagem

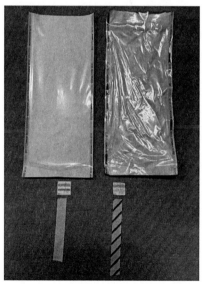

ANTES: zebrado claro

DEPOIS: zebrado escuro

8.1.2 Etiqueta – datas da esterilização na parte externa da embalagem

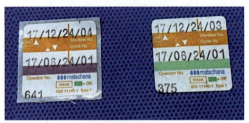

ANTES: lilás
DEPOIS: verde

8.1,3 Indicador emuladores Classe 6 - dentro de pacotes e caixas

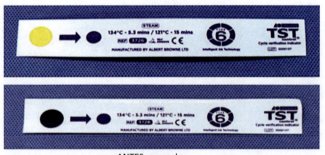

ANTES: amarelo
DEPOIS: azul marinho

9. PROCESSAMENTO DE PRODUTOS DE USO ÚNICO

A RDC E n° 2.605 de 11 agosto de 2006, estabeleceu a seguinte lista de produtos médicos enquadrados como de uso único, proibidos de serem processados no Brasil:
- Agulhas com componentes plásticos não desmontáveis
- Aventais descartáveis

- Bisturi para laparoscopia com fonte geradora de energia, corte ou coagulação
- Bisturi descartável com lâmina fia ao cabo
- Bolsa coletora de espécimes cirúrgicos
- Bolsa de sangue
- Bomba centrífuga de sangue
- Bomba de infusão implantável
- Campo cirúrgico descartável
- Cânula para perfusão, exceto cânula aramada
- Cateter de balão intra-aórtico
- Cateter para embolectomia, tipo Fogart
- Cateter para oxigênio
- Cateter para medida de débito por termodiluição
- Cateter duplo J, para ureter
- Cateter de diálise peritoneal de curta e longa permanência
- Cateter e válvula para derivação ventricular
- Cateter para infusão venosa com lúmen único, duplo ou triplo
- Cobertura descartável para mesa de instrumental cirúrgico
- Coletor de urina de drenagem aberta ou fechada
- Compressas cirúrgicas descartáveis
- Conjunto de tubos para circulação extracorpórea
- Cúpula isolada para transdutor de pressão sanguínea
- Dique de borracha para uso odontológico
- Dispositivo para infusão periférica ou aspiração venosa
- Dispositivo linear ou circular, não desmontável, para sutura mecânica
- Drenos em geral
- Embalagem descartável para esterilização de qualquer natureza
- Equipo descartável de qualquer natureza, exceto as linhas de diálise, de irrigação e aspiração oftalmológica
- Esponja oftalmológica
- Expansor de pele com válvula
- Extensão para eletrodo implantável
- Equipo para bomba de infusão peristáltica e de seringa

- Extensor para equipo com ou sem dispositivo para administração de medicamentos
- Filtro de linha para sangue arterial
- Filtro para cardioplexia
- Filtro endovascular
- Fio de sutura cirúrgica: fibra, natural, sintético ou colágeno com ou sem agulha
- Gerador de pulso, implantável
- Hemoconcentradores
- Injetor valvulado para injeção de medicamento, sem agulha metálica
- Lâmina de Shaiver com diâmetro interno menor que 3 mm
- Lâmina descartável de bisturi, exceto a de uso oftalmológico
- Lanceta de hemoglicoteste
- Lentes de contato descartáveis
- Luvas cirúrgicas
- Luvas de procedimentos
- Óleo de silicone oftalmológico e soluções viscoelásticas oftalmológicas
- Oxigenador de bolhas
- Oxigenador de membrana
- Pinças e tesouras não desmontáveis de qualquer diâmetro para cirurgias vídeo assistida laparoscópica
- Produto implantável de qualquer natureza: cardíaca, digestiva, neurológica, odontológica, oftalmológica, ortopédica, otorrinolaringológica, pulmonar, urológica e vascular
- Punch cardíaco plástico
- Registro multivias de plástico, exceto os múltiplos, tipo manifold
- Reservatório venoso para cirurgia cardíaca de cardioplegia e de cardiotomia
- Sensor de débito cardíaco
- Sensor de pressão intracraniana
- Seringa plástica, exceto de bomba injetora de contraste radiológico
- Sonda de aspiração
- Sonda gástrica e nasogástrica, exceto a do tipo fouché
- Sonda retal

- Sonda uretral e vesical, exceto uso em urodinâmica
- Sugador cirúrgico plástico para uso em odontologia
- Trocater não desmontável com válvula de qualquer diâmetro
- Tubo de coleta de sangue

A RDC n° 156, de 11 de agosto de 2006, não permite que qualquer tipo de empresa, ou serviço de saúde, público ou privado em todo território nacional realize o processamento dos produtos quando apresentarem na rotulagem os dizeres: "Proibido Reprocessar" e constarem na relação dos produtos proibidos de serem processados da RE n° 2605 (2006).

27

PROCESSAMENTO DE ENDOSCÓPIOS FLEXÍVEIS

Claúdia Moraes
Isa Rodrigues da Silveira

- Os endoscópios flexíveis são classificados como artigos semicríticos, pois entram em contato com mucosas, íntegras colonizadas, ou mesmo com lesões, e não acessam tecidos estéreis. Após limpeza manual, o endoscópio deve ser submetido, no mínimo, ao processo de desinfecção de alto nível, para evitar a transmissão de agentes infecciosos entre os pacientes.
- Os produtos registrados pela Agência Nacional de Vigilância Sanitária para desinfecção de endoscópios são à base de aldeídos, ácido peracético e compostos clorados. Deve-se seguir a recomendação do fabricante quanto ao tempo de imersão do endoscópio no produto padronizado no serviço.
- De acordo com a RDC nº 06 de março de 2013, todo serviço de endoscopia deve ter o Procedimento Operacional Padrão (POP) com etapas bem definidas sobre o processamento dos endoscópios. Os profissionais de saúde envolvidos no processamento dos endoscópios devem receber treinamento específico para cada tipo e modelo de equipamento, para garantir que todas as etapas do POP sejam realizadas.
- São necessárias salas específicas para a limpeza, desinfecção e armazenamento dos endoscópios. Para o processamento, é obrigatório o uso de Equipamento de Proteção Individual (EPI): luvas, avental impermeável de

manga longa, máscara cirúrgica e protetor facial, ou óculos. A limpeza dos endoscópios sempre será manual, mesmo que antes da desinfecção seja feita limpeza adicional por processadora automatizada.

Todos os endoscópios flexíveis utilizados no HU seguem o POP de processamento descrito a seguir.

ETAPA / LOCAL	DESCRIÇÃO
1. Pré-limpeza manual Sala de exame Com relógio de parede na sala	• Consiste na remoção de sujidades externas do equipamento com uso de um tecido macio, umedecido na solução de detergente enzimático, e aspiração desta solução pelo canal de trabalho por 10 a 15 segundos. A seguir, o endoscópio deve ser acondicionado em caixa plástica, onde é realizado o teste de vedação e posteriormente é encaminhado à sala de limpeza
2. Teste de Vedação Sala de exame	• O teste de vedação permite verificar possíveis perfurações ou vazamentos nos canais e conexões do endoscópio. Realizar o procedimento conforme as orientações fornecidas pelo fabricante
3. Limpeza manual Sala de limpeza	• Realizar a limpeza manual o mais breve possível, impedindo o aumento da carga microbiana nos canais internos • Remover as válvulas de ar/água, aspiração e canal de trabalho • Imergir totalmente o equipamento na solução de limpeza • Limpar a parte externa do equipamento (comando e tubo de inserção) com um tecido macio ou esponja embebida na solução detergente • Introduzir a solução detergente nos canais, com o auxílio de pistolas ou seringas • Escovar os canais (aspiração/água e trabalho), lembrando que a escova deve ser limpa quando exteriorizar na ponta distal do tudo insersor, antes de ser retirada. Repetir este processo quantas vezes for necessário até verificar o não aparecimento de sujidade na escova. A escova deve ser compatível com o calibre e comprimento do endoscópio • Limpar e escovar as válvulas com a escova fornecida pelo fabricante do endoscópio • Desprezar a solução de limpeza após cada uso

ETAPA / LOCAL	DESCRIÇÃO
4. Enxague Sala de limpeza	• Enxaguar as válvulas e canais internos com o auxílio de uma pistola de água, e a parte externa do endoscópio com água corrente potável e de boa qualidade (análise semestral microbiológica e química)
5. Secagem Sala de limpeza	• Secar os canais internos com o auxílio de pistola de ar comprimido, e a parte externa do endoscópio com um tecido macio, antes de colocar o aparelho na solução desinfetante
6. Desinfecção de alto nível Sala de desinfecção	• Trocar as luvas para iniciar esta etapa do processamento e higienizar as mãos antes de calçar novas luvas • **Processo manual:** imergir totalmente em solução desinfetante, na cuba, as válvulas e o endoscópio, preenchendo também todos os canais com a solução, até que o ar seja eliminado. Utilizar para isso o conector fornecido pelo fabricante • Deixar imerso na solução durante o tempo recomendado pelo fabricante • **Processo automatizado:** acondicionar o equipamento na cuba da processadora, acoplando os conectores a todos os canais internos do equipamento para iniciar o processamento completo (limpeza, enxague secagem interna, desinfecção, enxague e secagem interna)
7. Enxague manual Sala de desinfecção	• Enxaguar abundantemente os canais internos com auxílio de pistolas, e a parte externa em água corrente potável e de boa qualidade
8. Secagem Sala de desinfecção	• **Processo manual:** secar os canais internos com o auxílio da pistola de ar comprimido, e a parte externa e as válvulas com tecido macio • **Processo automatizado:** secar externamente o equipamento para uso.
9. Rinsagem Sala de desinfecção	• Etapa obrigatória antes do armazenamento do endoscópio • Consiste em introduzir álcool a 70% nos canais internos, seguido de aeração forçada com ar comprimido, com o objetivo de auxiliar na secagem e evitar crescimento de microrganismos
10. Armazenamento Sala de armazenamento	• Armazenar em armários ventilados, de fácil limpeza, em temperatura ambiente, na posição vertical

PROCESSAMENTO DE ACESSÓRIOS ENDOSCÓPICOS UTILIZADOS NA ENDOSCOPIA

PRODUTOS	PROCESSO	MÉTODO	RESPONSÁVEL
Cesta para litotripsia de cálculo biliar	Limpeza e esterilização	Autoclave a vapor	CME
Cateter para colangiografia			
Cateter injetor *spra*			
Dilatador de via biliar			
Pinça para retirada de corpo estranho			
Cateter pré-corte			
Pinça para biópsia gástrica e colonoscópica			
Clipador			
Reservatório de água	Limpeza e desinfecção	Ortoftalaldeído	Enfermagem Endoscopia

Nota: acessórios descartáveis não podem ser processados.

2. CUIDADOS ADICIONAIS COM O BRONCOSCÓPICO E DUODENOSCÓPIO NO HU-USP

O Serviço de endoscopia determinou que todos os broncoscópicos e duodenoscópicos que estão na sala de armazenados serão processados novamente antes de cada exame, independentemente do horário da solicitação. Todo o processamento, incluindo pré-limpeza até desinfecção, tem o tempo estimado de 20 minutos em um serviço com profissionais treinados. Essas etapas também incluem o uso do ATP.

3. LIMPEZA E DESINFECÇÃO DA PROCESSADORA AUTOMÁTICA

Cada Serviço pode estabelecer um período para o processo, pois depende da demanda de exames. Em nossa instituição, a retrodesinfecção ocorre uma vez por semana. Lembrando que a manutenção dos endoscópios e de outros equipamentos é corretiva.

4. VERIFICAÇÃO DO PROCESSO DE LIMPEZA

É realizada a validação da limpeza manual dos canais internos dos endoscópios pelo método de detecção de Adenosina Trifosfato (ATP), molécula presente em todos os microrganismos vivos. Esta validação é feita por amostragem em um endoscópio a cada plantão de seis horas, e fornece a quantificação numérica aproximada de microrganismos, sendo um bom parâmetro para avaliar se o endoscópio pode ser encaminhado para a desinfecção de alto nível. Se o valor obtido for maior que o estabelecido na instituição, nova limpeza deve ser realizada. Vale ressaltar que a aplicação desse método de validação somente será consistente se a instituição possuir um protocolo de limpeza que inclua capacitação e insumos adequados.

28

LIMPEZA E DESINFECÇÃO DE BRINQUEDOS NO AMBIENTE HOSPITALAR

Isa Rodrigues da Silveira
Karin Emilia Rogenski

1. INTRODUÇÃO

A maioria dos brinquedos no ambiente hospitalar é compartilhada entre os pacientes, favorecendo transmissão cruzada de microrganismos entre quem os manuseia, pelo contato com saliva, secreções respiratórias e outros materiais biológicos. As áreas que atendem pacientes pediátricos e neonatais, salas de espera, sessão de fisioterapia, terapia ocupacional, psicologia, ou que possuem brinquedos, devem seguir esta mesma orientação para limpeza e desinfecção.

2. OBJETIVOS

- Limpar e desinfetar todos os materiais e brinquedos antes e após o uso pelos pacientes, independentemente do seu diagnóstico, em diferentes áreas do hospital.

- Evitar que os brinquedos sejam "vetores" para infecções ou transmissão cruzada de microrganismos.
- Padronizar a limpeza e desinfecção dos brinquedos em diferentes unidades e áreas de atendimento.

3. EXECUTANTES

Equipe de enfermagem, fisioterapeuta, terapeuta ocupacional, fonoaudiólogo, psicólogo.

4. ESCOLHA DOS BRINQUEDOS

A seleção fica sob a responsabilidade de cada área e deve preencher as seguintes recomendações:

- Escolher brinquedos que possam ser facilmente limpos e desinfetados.
- Preferir brinquedos feitos de plástico, acrílico, borracha ou madeira recoberta por tinta esmaltada lavável.
- Não permitir brinquedos de pelúcia, pano, costuras e com orifícios. Exceto em casos de doação para uso de um único paciente, em curta internação.
- Evitar livros, gibis e objetos de papel para uso compartilhado na brinquedoteca, ou encapar todas as páginas com material plástico, tipo *contact* para permitir a limpeza e desinfecção.
- Itens como lápis de cor, giz de cera, papéis, livros, gibis, dentre outros serão doados para o paciente que utilizou, ou desprezados no momento da alta hospitalar.
- Disponibilizar os brinquedos limpos e desinfetados em locais onde sejam identificados como "Brinquedos Limpos".
- Equipamentos eletrônicos multiuso, como *tablets* e jogos eletrônicos, podem ser selecionados, mas devem ser submetidos a limpeza e desinfecção com solução composta por quaternário de amônio e biguamida. Aguardar a secagem para armazenar.

5. HIGIENE DAS MÃOS

- Instalar dispensadores de álcool para higiene das mãos na brinquedoteca e nas áreas destinadas a recreação dos pacientes.
- O profissional responsável pela distribuição dos brinquedos deve higienizar as mãos antes e após cada atividade.
- Orientar pais ou responsáveis a higienizar as mãos antes e após as atividades.
- O profissional deve auxiliar na higienização das mãos dos pacientes de acordo com a faixa etária:
  - **Lactentes**: água e sabão antes e após as atividades;
  - **Pré-escolar e escolar:** produto alcoólico ou água e sabão antes e após as atividades.

6. PACIENTES EM PRECAUÇÕES/ISOLAMENTOS

- Pacientes que estejam em qualquer tipo de isolamento não devem frequentar a brinquedoteca.
- A mesma recomendação é válida para os acompanhantes ou responsáveis pelos pacientes.
- Esses pacientes deverão realizar as atividades recreativas no próprio leito ou quarto (isolamento individual).
- Disponibilizar *kits* exclusivos com um ou dois brinquedos quando possível.
- Em caso de internação prolongada, trocar os brinquedos com maior frequência ou no máximo a cada cinco dias, mesmo antes da alta hospitalar. Dessa forma, o paciente terá brinquedos diferentes e desinfetados, e evitando reservatório ambiental para os microrganismos.
- Evitar oferecer brinquedos que exijam muito espaço para sua utilização, como triciclos e carrinhos, devido à dificuldade do uso ou retirada do brinquedo do isolamento. Entretanto, caso haja disponibilização desses brinquedos, proceder a retirada no mesmo tempo dos demais brinquedos.
- O profissional deve se paramentar com os EPIs de acordo com o tipo de isolamento do paciente (precauções de contato, precauções para gotículas ou precauções com aerossóis).

7. ETAPAS PARA LIMPEZA E DESINFECÇÃO

7.1 Brinquedos em geral

- Os brinquedos são exclusivos de cada setor, bem como a organização para a limpeza e desinfecção.
- Brinquedos estacionários (fixos) como espelhos, mesas e cadeiras, devem ser limpos e desinfetados diariamente antes e após o uso, e sempre que estiverem visivelmente sujos.
- Os brinquedos disponibilizados para mobilidade do paciente, como triciclos e carrinhos, devem ser individualizados durante o uso. Disponibilizar o brinquedo em local identificado como "Brinquedos Limpos" e solicitar ao responsável pelo acompanhamento da criança a devolver após o uso no local identificado como "Brinquedos Utilizados".
- Cada área deve estabelecer os horários em que os brinquedos estarão disponíveis após a limpeza e desinfecção.
- Descartar brinquedos com partes quebradas ou lascadas, pois dificultam a limpeza, e podem causar lesões nos pacientes.

7.1.1 Material

- Luvas de procedimentos (2 pares) ou mais
- Avental, se necessário - avaliar o risco de respingos
- Óculos de proteção ou *face field,* se necessário – avaliar o risco de respingos
- Sabão neutro ou detergente líquido neutro
- Esponja exclusiva. Trocar a esponja quando não íntegra
- Serpilhos ou escovas de diferentes tamanhos
- Toalhas de papel descartáveis
- Compressa descartável
- Álcool a 70% ou solução composta de quaternário de amônio e biguanida

7.1.2 Método

- Higienizar as mãos
- Colocar luvas e demais EPIs
- Lavar cada brinquedo com água e sabão neutro ou detergente neutro, fazendo fricção com a esponja em todas as superfícies
- Lavar as caixas de "Brinquedos Utilizados"
- Lavar a caixa de "Brinquedos Limpos" uma vez por semana e sempre que houver evidência de sujidade
- Secar os brinquedos e caixas com papel toalha descartável
- Remover as luvas descartáveis
- Higienizar as mãos
- Colocar novo par de luvas de procedimentos para realizar a desinfecção dos brinquedos

Fazer fricção vigorosa com compressa descartável embebida em álcool a 70% em todas as superfícies dos brinquedos. Repetir esse passo três vezes

8. EQUIPAMENTOS ELETRÔNICOS MULTIUSO (TABLETS E JOGOS)

8.1 Material

- Luvas de procedimentos;
- Solução detergente e desinfetante composta por biguanida e quaternário de amônio.

8.2 Método

- Higienizar e desinfetar os equipamentos eletrônicos com compressa descartável embebida na solução a base de biguanida e quaternário de amônio.
- Esperar secar. Não remover o produto. Se o fizer, seguir o tempo de ação conforme o rótulo do produto.

9. ACONDICIONAMENTO DOS BRINQUEDOS

- As unidades devem possuir duas ou mais caixas plásticas grandes ou de tamanhos diferentes para acondicionar os brinquedos, sendo uma caixa para brinquedos limpos e outra para brinquedos utilizados, com suas respectivas identificações: "BRINQUEDOS LIMPOS" e "BRINQUEDOS UTILIZADOS".
- As caixas plásticas devem ser laváveis e com tampas, ou guardadas em armários identificados para esta finalidade.
- Encaminhar as caixas de brinquedos para o expurgo, a fim de serem limpas e desinfetadas com álcool a 70% ou solução composta de quartenário de amônio e biguanida, sempre que houver a limpeza e desinfecção dos brinquedos:
  - Ao final de cada turno para a caixa de "BRINQUEDOS UTILIZADOS"
  - Uma vez por semana e ao identificar sujidade para a caixa de "BRIN-QUEDOS LIMPOS"

10. OUTRAS RECOMENDAÇÕES

- Responsáveis pela distribuição dos brinquedos devem orientar os pais ou acompanhantes dos pacientes a solicitarem troca do brinquedo após quedas no chão e informarem caso ocorra compartilhamento de brinquedos ao mesmo tempo com outros pacientes.
- Atenção com ingestão de massas acrílicas, de giz de cera, quedas e lesões durante a recreação.

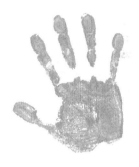

HIGIENE AMBIENTAL HOSPITALAR

29

HIGIENE HOSPITALAR: LIMPEZA E DESINFECÇÃO DO AMBIENTE

Isa Rodrigues da Silveira
Luciana Inaba Senyer Iida
Valéria Cassettari

- A limpeza técnica das superfícies do serviço de saúde exige procedimentos cuidadosos, para evitar disseminação de microrganismos devido a permanência nas superfícies ambientais, mobiliário e equipamentos hospitalares. Para a correta execução da limpeza ambiental, são necessários procedimentos operacionais padrão (POP), capacitação de profissionais, monitoramento das técnicas para remoção de poeiras, sujidades e remoção de matéria orgânica, padronização de desinfetantes.
- O impacto da limpeza torna-se mais evidente em situações de surtos. A higiene ambiental é de grande relevância para a eliminação de reservatórios de alguns microrganismos, como por exemplo *Enterococcus spp* resistentes a vancomicina.

1. CLASSIFICAÇÃO DAS ÁREAS HOSPITALARES

É baseada no risco de contaminação de superfícies preconizadas pelo *Centers* for *Disease Control and Prevention* (CDC) e ANVISA.

Áreas críticas	Apresentam maior risco de transmissão de microrganismos. São áreas onde se realizam grande número de procedimentos invasivos, ou são atendidos pacientes de alta vulnerabilidade (p. ex.: imunodeprimidos), onde a presença de microrganismos precisa ser minimizada
Áreas semi-críticas	Apresentam menor risco de transmissão de microrganismos. São áreas onde são atendidos pacientes que não necessitam de cuidados de alta complexidade
Áreas não críticas	Áreas hospitalares em que não ocorre assistência ao paciente

2 TIPOS DE LIMPEZA

2.1 Limpeza concorrente

- Remoção de sujidades e matéria orgânica das superfícies ambientais e fixas de quarto, enfermarias, box de atendimentos, banheiros, mobiliários, cortinas divisórias e equipamentos utilizados pelos pacientes e todas as superfícies que são altamente tocadas Ex.: interruptores, mesa de refeição, grades da cama, maçanetas, barra de apoio, campainha e instalações sanitárias.
- Limpeza e desinfecção de artigos utilizados entre pacientes. Ex.: cadeira de rodas, maca de transporte, cadeira de banho, equipamentos de fisioterapia.
- Inclui o abastecimento de sabão antisséptico para higiene das mãos, papel toalhas e coleta de resíduos.
- As responsabilidades são compartilhadas entre o Serviço de Higiene Hospitalar e equipe de Enfermagem.
- A frequência da limpeza concorrente é de cerca de três vezes ao dia, e sempre que necessário conforme características da área.

2.2 Limpeza terminal

- É o procedimento de limpeza e/ou desinfecção completa, incluindo todas as superfícies horizontais, verticais, externas e internas de todas as áreas do paciente e de todas as unidades hospitalares, reduzindo a sujidade e carga microbiana das superfícies, para garantir que não ocorra transferência de microrganismos para o doente seguinte.
- A limpeza terminal é realizada periodicamente conforme os riscos das áreas (críticas, semicríticas e não críticas), com cronograma preestabelecido, e é sempre realizada na alta do paciente. Em casos de longa permanência do paciente, a frequência da limpeza terminal dependerá da área onde o paciente está internado. Ex.: em Unidade de Terapia Intensiva (UTI), deve ocorrer a cada sete dias.
- Superfícies que deverão ser limpas e desinfetadas: teto, luminárias, paredes, piso, suporte de TV, janelas e parapeitos, armários, cama (colchão, grades e demais superfícies), janelas, luminárias, incubadoras, berço aquecido, banheiras de banho de recém-nascido, entre outros. Outros mobiliários como: mesa de refeição, macas, colchões pneumáticos, coxins, painel de gazes, telefones, maçanetas, torneiras, dispensadores de sabonete, de álcool, papeleiras, pias, poltrona, cadeira, sofanetes e instalações sanitárias.
- A limpeza do leito do paciente, enquanto ocupado, é de competência da enfermagem, pois qualquer manipulação indevida pode causar prejuízo ao paciente. O enfermeiro tem autonomia para discernir e discutir sobre a remoção dos pacientes sob seus cuidados, transferindo para outros espaços quando necessário (Gouvéa, et al, 2010, Decreto no 94.406/87).

178 Manual para a Prevenção das Infecções Relacionadas à Assistência

3. PERIODICIDADE DA DESCONTAMINAÇÃO DOS AMBIENTES HOSPITALARES, SEGUNDO SUA CRITICIDADE

CRITICIDADE DAS ÁREAS	FREQUÊNCIA
Áreas críticas Ex.: áreas de permanência de pacientes nas Unidades de Terapia Intensiva e Unidades de Cuidado Intermediário Neonatal	Limpeza Concorrente – 2 a 3 vezes ao dia. Limpeza Terminal – semanal e na alta hospitalar
Áreas semicríticas Ex. enfermarias	Limpeza Concorrente – 2 a 3 vezes ao dia. Limpeza Terminal – quinzenal e na alta hospitalar
Áreas não críticas Ex.: administrativas	Limpeza Concorrente – 1 a 2 vezes ao dia. Limpeza Terminal – mensal
Salas de procedimentos Invasivos Ex.: sala de curativos, pequenas cirurgias e salas de diálise	Limpeza Concorrente – diariamente, no término dos procedimentos Limpeza Terminal – semanal
Salas cirúrgicas	Limpeza Concorrente – a cada procedimento, incluindo o piso Limpeza Terminal – **diária,** após o término da agenda cirúrgica
Centro Cirúrgico e Sala de Recuperação Anestésica	Limpeza Concorrente – 2 a 3 vezes ao dia. Limpeza Terminal – semanal

Os itens, equipamento e artigos que são altamente tocados durante a assistência ao paciente merecem especial atenção na limpeza concorrente e na terminal, a fim de reduzir ao máximo a carga microbiana nas superfícies desses itens, conforme exemplos a seguir.

HIGIENE HOSPITALAR: LIMPEZA E DESINFECÇÃO DO AMBIENTE **179**

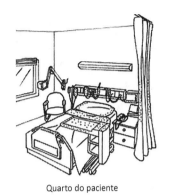
Quarto do paciente

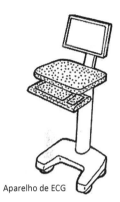
Aparelho de ECG

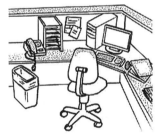
Posto de enfermagem

Interruptor de luz

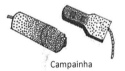
Campainha

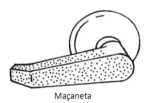
Maçaneta

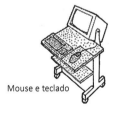
Mouse e teclado

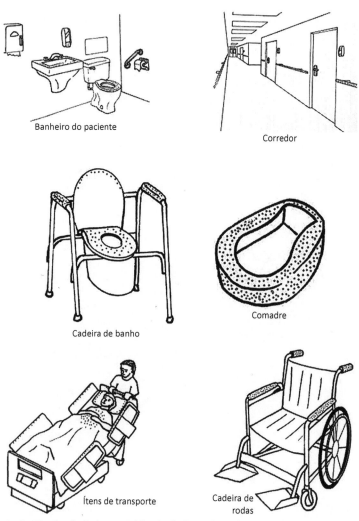

Fonte: Best Practices for Environmental Cleaning for Prevention and Control of Infections in All Health Care Settings, 3rd Edition, Canada. abril 2018.

4. QUANDO TROCAR AS CORTINAS DE PRIVACIDADE?

- As cortinas muito utilizadas como divisórias entre leitos dos pacientes dentro dos serviços hospitalares, visando a privacidade. As dificuldades de troca e limpeza são preocupantes no que se refere ao risco de disseminação de microrganismos, e idealmente não seriam indicadas, mas não é possível ignorar seu uso na prática. Os estudos apontam que as cortinas podem representar um reservatório relevante de microrganismos, portando deve existir uma programação para sua limpeza.
- A troca das cortinas e divisórias deve ser previamente programada. A frequência de lavagem ou troca programada da cortina e a cada sete dias (no máximo a cada 14 dias), ou antes, se apresentar sujidade visível, por fazer parte do entorno do paciente e ser altamente tocada por profissionais, pacientes e visitantes, promovendo a transmissão cruzada de microrganismos.
- Além disso, as cortinas devem ser trocadas e encaminhadas para a lavanderia hospitalar nos casos em que os pacientes apresentem **bactérias multirresistentes,** independentemente do tempo de duração da internação, e antes da liberação do leito para nova internação.
- No HU, a colocação e retirada das cortinas são responsabilidades do Serviço de Higiene Hospitalar, a partir da solicitação da equipe de enfermagem.

5. PRINCIPAIS PRODUTOS UTILIZADOS PELO SERVIÇO DE HIGIENE HOSPITALAR

- Os produtos podem variar de acordo com o Serviço de Higiene Hospitalar e a Comissão de Controle de Infecção Hospitalar.
- Todos os produtos padronizados devem apresentar: registro ou notificação na ANVISA atualizado e laudos específicos segundo a RDC, nº 59, 17 de dezembro de 2010.; RDC, RDC nº 35, de 16 de agosto de 2010. RDC, nº 47, 25 de outubro de 2013 e suas atualizações.

6. PADRONIZAÇÃO DOS PRODUTOS PARA LIMPEZA E DESINFECÇÃO

PRODUTOS	FINALIDADE	INDICAÇÃO DE USO	FREQUÊN-CIA	RESPON-SÁVEL
Detergente neutro	Auxilia na remoção da sujidade	Limpezas concorrente e terminal de pisos, paredes e tetos	Limpeza diária	SHE
Álcool a 70%	Desinfecção	Limpeza de mobiliários em geral, telefones, balcões, bancadas de áreas críticas, semicríticas e administrativas	Limpeza diária	SHE
Hipoclorito de sódio a 1%	Desinfecção	Limpeza de banheiros, e em situações de surto por bactéria multiressistente e contra *Clostridium difficile*	Limpezas concorrente e terminal	SHE
Detergente floral desodorizante	Auxilia na limpeza do banheiro	Limpezas concorrente e terminal	Limpeza diária	SHE
Compostos combinados de detergente com desinfetante: Biguanida Polimérica (PHMB) com quaternário de amônio	Limpeza e desinfecção	Limpeza concorrente e terminal de equipamentos sensíveis ao álcool: tela de computador, de monitores, de aparelho de ultrassonografia, bomba de infusão, camas e colchões elétricos, macas hidráulicas, colchões pneumáticos, incubadoras, materiais para fisioterapia motora e respiratória e todos os equipamentos ter termossensíveis.	Limpeza diária e sempre após o uso entre pacientes	Enfermagem, fisoterapia e SHE

- A equipe de limpeza ambiental representa um serviço de apoio extremamente importante para a equipe de saúde, pois está diretamente relacionada com a prevenção e controle de disseminação de microrganismos nas áreas hospitalares.
- Os profissionais de higiene ambiental devem ser treinados sobre os processos de limpeza e cuidados a serem tomados, tanto em relação às precauções padrão como nas situações de isolamentos respiratório e de contato.

REFERÊNCIAS

Abdon N, Rodrigues DB, Freitas MIP. Métodos físico-químicos de esterilização. Parte B: Óxido de etileno. In: Padoveze MC, Graziano, KU (coords.). Limpeza, desinfecção e esterilização de artigos em serviços de saúde. Associação Paulista de Estudos e Controle de Infecção Hospitalar, 2010.p. 145-166.

Abraão L. Higienização em situações especiais: precauções em situações e isolamentos, situações de surto, obras e reformas. In.: Higiene ambiental em serviços de saúde. 2ª, Associação de epidemiologia e controle de Infecção relacionada à Assistência à Saúde. APECIH. São Paulo.p. 341-351.

Alfa, MJ. Validation of adenosine triphosphate to audit manual cleaning of flexible Endoscope channels. Am J Infect Control 2012,41(3):245-248.

American Society for Microbiology. Blood Culture Bottle Inventory Management and Clinical Conservation During Supply Shortages. Endorsed by the Society for Healthcare Epidemiology of America (SHEA). Aug. 5, 2024.

Associação Paulista de Epidemiologia e Controle de Infecção Relacionada a Assistência à Saúde – APECIH. Infecção da corrente sanguínea associada ao uso de cateteres vasculares. 2016.

Associação Paulista de Epidemiologia e Controle de Infecção Relacionada à Saúde – APECIH. Pneumonia associada à assistência à saúde. 2019.

Associação Paulista de Estudos e Controle de Infecção Hospitalar – APECIH. Precauções e isolamento – 2a edição. 2012.

Association for Professionals in Infection Control and Epidemiology – APIC. Guide to Preventing Central Line-Associated Bloodstream Infections, 2015.

Best Practices for Environmental Cleaning for Prevention and Control of Infections in All Health Care Settings, 3rd Edition, Public Health Ontario. PIDAC,

Provincial Infectious diseases Advisory committec. Infection Prevention and Control. Canada. abril 2018.

Boas práticas de limpeza ambiental em unidades de cuidados de saúde: em ambientes de recursos limitados. Versão 2. CDC.2019.

Brasil. Agência Nacional de Vigilância Sanitária – ANVISA. Medidas de prevenção de infecção relacionada a assistência à saúde. Série: Segurança do paciente e Qualidade em Serviços de Saúde. Brasília, Anvisa, 2017.

Brasil. Agência Nacional de Vigilância Sanitária. Microbiologia Clínica para o controle de infecção relacionada à assistência à saúde. Módulo 3: Principais síndromes infecciosas. 2013.

Brasil. Agência Nacional de Vigilância Sanitária. Prevenção de infecções por microrganismos multirresistentes em serviços de saúde – Série Segurança do Paciente e Qualidade em Serviços de Saúde. – Brasília: Anvisa, 2021.

Brasil. Agência Nacional de Vigilância Sanitária. Série: Segurança do Paciente e Qualidade em Serviços de Saúde. Medidas de Prevenção de Infecção Relacionada à Assistência à Saúde, 2017.

Brasil. Agência Nacional de Vigilância Sanitária. Segurança do Paciente em Serviços de Saúde. Higienização das mãos. Brasília, 2009.

Brasil. Agência Nacional de Vigilância Sanitária. Segurança do paciente em serviços de saúde. Limpeza e desinfecção de superfícies. Brasília, 2012.

Brasil. Anexo 1: protocolo para a prática de higiene das mãos em serviços de saúde. Equipe técnica da Agência Nacional de Vigilância Sanitária. ANVISA, Ministério da Saúde/Fiocruz, 02/04/2013.

Brasil. Decreto no 94.406, 08 de junho de 1987. Regulamentada a Lei no 7.498, de 25 de junho, que dispõe sobre o exercício da enfermagem, e dá outras providências. Brasília.

Brasil. Ministério da saúde. Agência Nacional de Vigilância Sanitária (ANVISA). RDC nº 15 de 15 de março de 2012. Dispõe sobre requisitos de boas práticas para o processamento de produtos para a saúde e dá outras providências. DOU nº 54 de 19 de março de 2012.

Brasil. Agência Nacional de Vigilância. RCD, no 59, 25 de outubro de 2013. Dispõe sobre os procedimentos e requisitos técnicos para a notificação e o registro de produtos saneantes e dá outras providências. ANVISA, Brasília.

Brasil. Agência Nacional de Vigilância. RCD, no 47, 17 de dezembro de 2010. Aprova o Regulamento Técnico de Boas Práticas de Fabricação para Produtos Saneantes, e dá outras providências. ANVISA, Brasília.

Brasil. Agência Nacional de Vigilância. RCD, no 35, 16 de agosto de 2010. Dispõe sobre Regulamento Técnico para produtos com ação antimicrobiana usados em artigos críticos e semicríticos. ANVISA, Brasília.

Brasil. Ministério da Saúde. Agência Nacional de Vigilância Sanitária (AN-VISA). RDC nº 156 de 11 de agosto de 2006. Dispõe sobre o registro, rotulagem, reprocessamento de produtos médicos, e dá outras providências. Brasília, 2006.

Brasil. Ministério da Saúde. Agência Nacional de Vigilância Sanitária. Resolução da Diretoria Colegiada nº6, de 01 de março de 2013. Requisitos de boas práticas de funcionamento para os serviços de endoscopia com via de acesso ao organismo por orifícios exclusivamente naturais. Brasília. 2013.

Brasil. Ministério da Saúde. Agência Nacional de Vigilância Sanitária (AN-VISA). Resolução nº 2605 de 11 agosto de 2006. Estabelece a lista de Produtos Médicos enquadrados como de Uso Único proibidos de serem reprocessados. Brasília, 2006.

Brasil. Ministério da Saúde. Secretaria de Vigilância em Saúde. Departamento de DST, Aids e Hepatites Virais. Protocolo Clínico e Diretrizes Terapêuticas para Profilaxia Pós-Exposição (PEP) de Risco à Infecção pelo HIV, IST e Hepatites Virais, 2021.

Brasil. Ministério da Saúde. Secretaria de Vigilância em Saúde. Departamento de Vigilância das Doenças Transmissíveis. Manual de Recomendações para o Controle da Tuberculose no Brasil – 2ª edição atualizada / Ministério da Saúde, Secretaria de Vigilância em Saúde, Departamento de Vigilância das Doenças Transmissíveis, 2019. ISBN 978-85-334-2696-2.

Brasil. Ministério da Saúde. Secretaria de Vigilância em Saúde. Departamento de Imunização e Doenças Transmissíveis. Manual dos Centros de Referência para Imunobiológicos Especiais [recurso eletrônico] / Ministério da Saúde, Secretaria de Vigilância em Saúde, Departamento de Imunização e Doenças Transmissíveis, Coordenação-Geral do Programa Nacional de Imunizações. – 5. ed. – Brasília: Ministério da Saúde, 2019.

Brasília. Nota técnica nº01/2018 GVIMS/GGTES/ANVISA: Orientações gerais para higiene das mãos em serviços de saúde. 01 agosto, Brasília. 2018.

Bratzler D.W. *et al.* Clinical practice guidelines for antimicrobial prophylaxis in surgery. Am J Health-Syst Pharm. 2013;70:195-283.

Bryant K, Brady MT, Myers K *et al.* Recommendations for prevention and Control of Infections in Neonatal Intensive Care Unit Patients: Central line- associated blood stream infections. Centers for disease and Prevention, National Center for Emerging and Zoonotic infectious Diseases, Division of Healhcare Quality Promotion. Guideline for prevention of infections in neonatal intensive care unit patients. 2022. p. 1-37.

Caldeira D, David C, Sampaio C. Skin antiseptics in venous puncture-site disinfection for prevention of blood culture contamination: systematic review with meta-analysis. Journal of Hospital Infection. 2011. v77, p223-32.

Calderwood M Deverick LA, Bratzler DW *et al.* SHEA/IDSA/APIC Practice recommendation. Strategies to prevent surgical site infections in acute-care hospitals: 2022 Update. Infect Control Epidemiol 2023. 44: 695-720.

Centers for Disease Control and Prevention. CDC. Environmental Cleaning Procedures, 2020.

Centers for Disease Control and Prevention – CDC. Guideline for preventing health-care-associated pneumonia, 2003.

Centers for Disease Control and Prevention – CDC. Public Health Strategies to Prevent the Spread of Novel and Targeted Multidrugresistant Organisms (MDROs). USA, 2024

Centers for Disease Control and Prevention – CDC. Recommendations for prevention and control of infections in Neonatal intensive Care Unit Patients: central line-associated blood stream infections. February 2022.

Chenoeth CE. Urinary tract infections 2021 update. Infect Dis Clin N AM 2021. 25:857-870.

Divisão de Doenças de Transmissão Respiratória e Divisão de Imunização. Centro de Vigilância Epidemiológica, Coordenadoria de Controle de Doenças, Secretaria de Estado da Saúde. Informe Técnico: Varicela: vigilância epidemiológica e imunoprofilaxia. Boletim Epidemiológico Paulista • Ano 2022 • Volume Único 19 • Nº 217 • ISSN 1806-4272. São Paulo/SP, Brasil.

Gagliardi EMDB, Fernandes AT, Cavalcante NJF. Infecção do trato urinário. In: Fernandes AT, Fernandes MOV, Ribeiro Filho N. Infecção hospitalar e suas interfaces na área da saúde. São Paulo: Atheneu, 2000. p.459-78.

Gesser R, Gruchouskei F, Barrichelo J *et al*. Protocolo de desinfecção de brinquedos em internação pediátrica: vivência acadêmica de enfermagem. Cienc. Cuid. Saúde 2013. Jan/mar, 12 (1):184-188.

Gould CV, Umscheid CA, Agarwal RK, Kuntz G, Pegues A, Healthcare Infection Control Practices Advisory Committee. Guideline for prevention of catheter-associated urinary tract infections 2009. Infect Control Hosp Epidemiol. 2010; 31(4):319-26.

Gouvèa, CSD, Travassos C. Indicadores de segurança do paciente para hospitais de pacientes agudos: revisão sistemárica. Cad Saúde pública. 1010. 26(6): 1061-1078.

Graziano KU, Lopes CLBC, Zotelli MFM *et al*. Critérios para avaliação das dificuldades na limpeza de artigos de uso único. Rev Lat Am Enfermagem, 2006. 14 (1):70-76.

Guia de utilização de anti-infecciosos e recomendações para a prevenção de infecções relacionadas a assistência à saúde: 2022-2024 / Coordenação de Anna Sara S. Levin [*et al*] - 8ª edição – São Paulo. Hospital das Clínicas da Faculdade de Medicina da USP, 2022.

Hooton TM, Bradley SF, Cardenas DD *et al*. Diagnosis, prevention, and treartment of cateter- associated urinary tract tract infection in adults: 2009 International Clinical Practice Diseases Society of America. IDSA Guiodelines. Clinical Infect Dis 2010: 625-663.

IPAC Canada Practice Recommendations Toys. Best Practice Guideline. Infection, prevention and control. 2016 (july).

JBI. Recommended Practice. Blood culture collection: adults and pediatric. Strategies to prevent contamination. The JBI EBP Database 2023.

Khashab MA *et al*. Antibiotic prophylaxis for GI endoscopy. Gastrointestinal Endoscopy. 2015;81(1):81-89.

Klomplas M, Branson R, Cawcutt K, *et al*. SHEA/IDSA/APIC Practice recommendation. Strategies to prevent ventilador-associated pneumonia, ventilator-associated events, and nonventilator hospital-acquired pneumonia in acute- care hospitals: 2022 update.

Kramer A, Schwebke I, Kamp G. How long do nosocomial pathogens persist on inanimate surfaces? A systematic review. BMC Infect dis 2006; 6:130.

Lamb M J *et al*. Elimination of screening urine cultures prior to elective joint arthroplasty. Clin Infect Dis. 2017:64;806-809.

Larry K, Kociolek MD, Dale N *et al*. SHEA/IDSA/APIC Pratice Recommendation - Strategies to prevent Clostridioides difficile infections in acute-care hospitals: 2022 Update. Infection Control & Hospital Epidemiology 2023,44:527–549.

Meddings J, Saint S, Fowlwr KE. The Ann Arbor Criteria for Appropriate Urinary Catheter Use in hospitalized Medical Patients: results obtaided by using the RAND/UCLA Appropriateness method. Ann Intern Med. 2024. 5: 162 (suppl): S1-34.

Mermel L A *et al*. Clinical Practice Guidelines for the Diagnosis and Management of Intravascular Catheter-Related Infection: 2009 Update by the Infectious Diseases Society of America. Clin Infect Dis. 2009;49(1):1–45.

Mozachi N, Souza VHS, Martins N, Américo KC, Jrowposki J, Nishimura SEF. Cateterismo vesical. In: Mozachi N. O hospital: manual do ambiente hospitalar. 2ª. Ed. Curitiba: Os autores, 2005. p. 211-214.

Muller M, Bryant KA, Espinosa C *et al*. SHEA Neonatal Intensive Care Unit (NICU) white paper series: Practical approaches for the prevention of central-line--associated bloodstream infections. Infection Control Epidemiol. 2023. 44:550-564.

Muscedere J, Dodek P, Keenan S *et al*. Comprehensive evidence-based clinical practice guidelines for ventilator-associated pneumonia: Prevention 2008. J Critical Care, 23:126-137.

Najjar P A, Smink D S. Prophylactic Antibiotics and Prevention of Surgical Site Infections. Surg Clin N Am. 2015;95:269–283

Nicolle LE *et al*. Clinical practice guideline for the management of asymptomatic bacteriuria: 2019 update by the Infectious Diseases Society of America. *Clinical Infectious Diseases*, *68*(10), e83-e110.

Nota Técnica no. 1/2018 GVIMS/GGTES/ANVISA. Orientações gerais para higiene das mãos em serviços de saúde. Brasília, 2018.

Ohl M *et al*. Hospital privacy are frequently and rapidly contaminated with potentially pathogec bactéria. Am. J Infec Control. 2012. 40(10): 904-906.

Patel PK, Sonali D, Advani MBBS *et al*. SHEA/IDTA/AOIC Practice recommendation. Strategies to prevent cateter-associated urinary tract infections in acute-care hospitals: 2022 update. Infect. Control Epidemiol, 2023. 44: 1209-1231.

Psaltikidis EM, Quelhas MCF. Desinfecção de artigos. In: Padoveze MC, Graziano, KU (coords.). Limpeza, desinfecção e esterilização de artigos em serviços de saúde. Associação Paulista de Estudos e Controle de Infecção Hospitalar, 2010.p. 265-304.

Ribeiro,MR. Boas Práticas para o Processamento de Endoscópios. Associação Brasileira de Enfermeiros de Centro Cirúrgico, Recuperação Anestésica e Centro de Material e Esterilização, (SOBECC), 2023.

Rutala WA, Boyce JM *et al*. Disinfection, sterilization and antisepsis: An overview. Am. J. Infect Control, 2023. 51: A3-A12.

São Paulo (Estado) Secretaria da Saúde. Coordenadoria de Controle de Doenças. Centro de Vigilância Epidemiológica "Prof. Alexandre Vranjac". Norma técnica do Programa de Imunização. São Paulo: CVE, 2021. 75 p.

São Paulo. Secretaria Municipal de Saúde. Coordenadoria de Vigilância em Saúde. Fluxograma de Acidente de Trabalho com Exposição a Material Biológico (AT Bio), 2023.

SHEA/IDSA/APIC Practice recommendation. Strategies to prevent central line-assocaited bloodstream infections in acute-care hospitals: 2022 update. Infect Control Epidemiol, 2022. 43: 553-569.

SHEA/IDSA/APIC Practice recommendation: Strategies to prevent healthcare-assoc iated infections through hand hygiene: 2022 update. INFECT Control Hospital Epidemiol 2023. 44;355-376.

Shek *et al*. Rate of contamination of hospital privacy curtains in a burns/plast Ward: a longitudinal stydy. J Infect Control 2018. 46(99): 1019-1021.

Shimabukuro P M S, Psaltikidis EM. Higiene e limpeza de áreas especializadas. In: Higiene ambiental em serviços de saúde. APECIH, 4ed., São Paulo, 2022. Pg. 315-340.

Siegel JD, Rhinehart E, Jackson M, Chiarello L, and The Healthcare Infection Control Practices Advisory Committee, 2007 Guideline for Isolation Precautions: Preventing Transmission of Infectious Agents in Healthcare Settings, 2007 - Last update: September 2024.

Silva C. Riscos de transmissão associados a tipos específicos de assistência à saúde. Pediatria. Capítulo 4. Brinquedoteca. Associação Paulista de Epidemiologia e Controle de Infecção Relacionada à Assistência à Saúde – APECIH. Precauções e isolamentos. 2ª edição revisada e ampliada. 2012.

Sousa R *et al.* Is asymptomatic bacteriuria a risk factor for prosthetic joint infection? Clin Infect Dis. 2014:59;41-47.

Taylor C. Lillis C., LeMone P. Fundamentos de enfermagem. 5. ed. Porto Alegre: Artmed, 2007. Eliminação urinária; p.1315-1360.

Teixeira LA, Carvalho WRG. SARS-CoV-2 em superfícies: persistência e medidas preventivas - uma revisão sistemática. J Health NPES. 2020;5(2):e4873.

The Joanna Briggs Institute. Blood Culture Collection. Evidence Summary 2023.

The Royal College of Paediatrics and Child Health. National guidance for the management of children with bronchiolitis (2021).

WHO Guidelines on Hand Hygiene in Health Care: a Summary. World Health Organization 2009.

WHO. Guidelines for the prevention of bloodstream infections and other infection associated with the use of intravascular catheters. Par 1: Peripheral catheters. 2024.

WHO Global Guidelines for the Prevention of Surgical Site Infection. World Health Organization. 2016.